W0263028

ISBN 978-3-662-23462-4   ISBN 978-3-662-25516-2 (eBook)
DOI 10.1007/978-3-662-25516-2

Das

„Archiv für Psychiatrie und Nervenkrankheiten"

erscheint nach Maßgabe des eingehenden Materials in zwanglosen, einzeln berechneten Heften, von denen fünf einen Band von etwa 40 Bogen bilden.

Das Mitarbeiterhonorar beträgt M. 40.— für den Druckbogen. Jeder Verfasser erhält auf Bestellung bis 60 Sonderabzüge seiner Arbeit unentgeltlich.

Manuskriptsendungen werden erbeten an

Herrn Geh. Med.-Rat Professor Dr. Siemerling, Kiel, Niemannsweg 147

Im Interesse der unbedingt gebotenen Sparsamkeit wollen die Herren Verfasser auf knappste Fassung ihrer Arbeiten und Beschränkung des Abbildungsmaterials auf das unbedingt erforderliche Maß bedacht sein.

Verlagsbuchhandlung August Hirschwald.

64. Band.   Inhaltsverzeichnis.   1./2. Heft.

Verlag von Julius Springer in Berlin W 9

Soeben erschien:

Das autistisch-undisziplinierte Denken in der Medizin und seine Überwindung

Von

E. Bleuler

Professor der Psychiatrie in Zürich

Zweite, verbesserte Auflage

(VIII, 188 S.) Preis M. 27.—

Zu beziehen durch jede Buchhandlung

Kasuistischer Beitrag zur pathologischen Anatomie der symmetrischen Linsenkernerweichung bei CO-Vergiftung.

(12 Fälle.)

Von

Heinrich Ruge.

(Aus dem pathologischen Institut des Stadtkrankenhauses Friedrichstadt zu Dresden. Direktor: Geheimrat Schmorl.)

Mit 2 Textabbildungen und 9 Kurven.

(Eingegangen am 2. Januar 1921.)

Über die pathologisch-anatomischen Veränderungen des Gehirns nach CO-Vergiftung liegt eine ziemlich umfangreiche Literatur vor.

Der auffälligste Befund dürfte wohl die sehr häufig, insbesondere bei Fällen, die erst nach einigen Tagen oder Wochen infolge der Intoxikation ad exitum kommen, gefundene doppelseitig-symmetrische Erweichung der mittleren Glieder des Linsenkernes — innerer Teil des Putamen — sein. So fanden sich in 23 im Friedrichstädter Krankenhaus zu Dresden zur Sektion gelangten Fällen von CO-Vergiftung 12 mal (53,3%) typisch gelegene Erweichungsherde. Alle 12 Fälle waren älter als 2 Tage. Ferner sah auch Kolisko[1]) in allen protrahiert verlaufenden Vergiftungen dasselbe Bild. Stolper[2]) kommt zu folgender Auffassung über die bei CO-Vergiftung gefundenen Gehirnerweichungen: „Es gibt eine Form von Gehirnerweichung, die stets an einer bestimmten Stelle und stets so symmetrisch auftritt, daß man, wo man sie findet, an eine Vergiftung, und zunächst an eine solche mit Kohlenoxyd denken muß. Alle diese Erweichungen sind gefunden in einem beschränkten Gebiet, symmetrisch in beiden Hemisphären des Großhirns, das im Thalamus opticus und corpus striatum gelegen ist. Aber bemerkenswerterweise sah man immer die beiden inneren Glieder des nucleus lentiformis ergriffen, während das dritte, äußere Glied das Putamen, intakt erschien. Diese so schroffe Markierung benachbarter Gebiete bei pathologischen Veränderungen ist dadurch bedingt, daß sich hier zwei Gefäßversorgungsgebiete berühren, von denen das eine infolge seiner Einrichtung und Anordnung früher als das andere auf allgemeine Schädigungen reagiert. Bei der Kohlendunstvergiftung hat man diese krankhafte Erscheinung

---

[1]) **82**, S. 10.
[2]) **148** a.

nicht so evident gesehen, aber durch Analogie hat Poelchen von der Phosphorvergiftung her den mehr als wahrscheinlichen Schluß ableiten können, daß sich die Encephalomalazie an eine primäre Gefäßerkrankung anschließt." Ob es sich tatsächlich um eine primäre Gefäßerkrankung handelt, wird im folgenden auseinandergesetzt werden.

Diese Erweichung kennen wir auch bei Phosphorvergiftung. Allerdings tritt sie hier verhältnismäßig selten auf und ist bis jetzt nur einseitig beobachtet worden [Poelchen[1]), Rotky[2])].

Ebenso kommt sie vor bei der sog. Wilsonschen Krankheit[3]), der Pseudosklerose Westphal-Struempell und der Paralysis agitans. Von Struempell[4]), de Josselin[5]), Cassierer[6]) u. a. m. Warum gerade bei den zuletzt erwähnten 3 Erkrankungen auch hier die Linsenkerne mit Vorliebe befallen werden, wissen wir nicht.

Bei der Phosphor- und CO-Vergiftung meint Poelchen[7]), liege es an der Art der Gefäßverteilung. Er versucht, an der Hand einer Phosphorvergiftung, bei der sich ein Erweichungsherd in der linken inneren Kapsel befand, diesen aus der durch Phosphor hervorgerufenen fettigen Entartung der Intima-Gefäßzellen zu erklären und schließt daraus weiter, daß wohl bei der CO-Vergiftung etwas Ähnliches stattfinden müsse. Denn auch hier hat er eine sehr starke Verfettung, bzw. Verkalkung der zum Linsenkern führenden Arterien nachweisen können. Als Stützen für seine Annahme führt er die Arbeiten von Heubner und Duret[8]) [9]) an. Diese und er haben festgestellt, daß die die Linsenkerne versorgenden Arterien erstens Endarterien sind wie alle Gehirnarterien und zweitens außerdem eine verhältnismäßig größere Strecke von 4—5 cm zu durchlaufen haben ohne vasa vasorum, ehe sie sich in Kapillaren auflösen, während die anderen Schlagadern nur einen Weg von 2—3 cm bis zu ihrem Kapillärwerden zurücklegen müssen. Infolgedessen könne, glaubt Poelchen, der schädigende Einfluß des CO gerade an diesen Gefäßen sich zuerst bemerkbar machen und nachher durch Schädigung bzw. nachfolgende Zerstörung der Gefäßwände die Nekrose der zu versorgenden Linsenkernabschnitte herbeiführen.

In diesem Zusammenhang ist noch eine Arbeit von Shimamura[10]) zu erwähnen. Er untersuchte hauptsächlich die Blutversorgung der Oculomotoriuskerne, da häufig Erkrankungen dieser Kerne bei chro-

---

[1]) **114.**
[2]) **126.**
[3]) **174.**
[4]) **165/166.**
[5]) **70.**
[6]) **16.**
[7]) **114**, S. 28ff.
[8]) und [9]) zitiert nach **114.**
[10]) **141.**

nischem Alkoholismus auftreten. Dabei fand er, daß das vorzugsweise
Befallensein der Oculomotoriuskerne bei gewissen Giftwirkungen von
der ungünstigen Gefäßversorgung abhängig ist.

Hier stößt man auf einen gewissen Widerspruch, der eine gibt die
Linsenkerne, der andere die Oculomotoriuskerne als die am schlech-
testen mit Blut versorgten Gehirnbezirke an.

Jedenfalls treten Augenmuskellähmungen bei Alkoholikern lange
nicht in der Häufigkeit auf wie Encephalomalacien nach CO-Vergiftungen. Dafür, daß auch die Linsenkerne eher geschädigt werden als
die Oculomotoriuskerne, scheint mir der Umstand zu sprechen, daß die
Erweichungsherde bei CO-Vergiftung in jedem Alter — also auch im
Kindesalter — vorkommen. Bei diesen kann man jedoch nicht eine
erworbene verminderte Widerstandsfähigkeit dieser Bezirke annehmen,
wie für die Polioencephalitis hämorrhagica der Alkoholiker. Soviel
ich aus der Literatur ersehe, ist auch erst ein einziger Fall von Augenmuskellähmung nach CO-Vergiftung beobachtet worden. Knapp[1]*).

Als weiteren Beweis für die besondere Neigung des Linsenkernes
zu erkranken, möchte ich noch einmal an die Befunde bei der Wilsonschen Krankheit, Pseudosklerose und z. T. auch bei Paralysis agitans
erinnern.

Die Blutversorgung des vorderen Teils, des Kniees der inneren
Kapsel und der daran angrenzenden Linsenkerne schildert in einer aus-
führlichen Arbeit Kolisko[2] u. a. beschreibt er den Verlauf der langen
und kurzen Zentralarterien, deren Versorgungsgebiet in dem Kopf des
Schweifkerns, dem vorderen Schenkel der inneren Kapsel und in dem
vorderen Teil des äußeren Linsenkerns gelegen ist, jedoch nur in dem
inneren und unteren Teile dieses Gebietes. Das auffallendste ist der
rückwärtige Verlauf dieser Gefäße, er wird aus der Entwicklung des
Gehirns erklärt. Nun kann dieser Verlauf dadurch zum Verhängnis
werden, daß das nach vorne getriebene Blut in einem sehr spitzen Winkel
zurück- und weiterströmen muß. Hier können also bei Störungen des
Kreislaufs zuerst Schädigungen entstehen . . . „ja man könnte, ähnlich
wie Charcot eine der Zentralarterien der fossa Sylvii" „die Arterie
der Hirnblutungen $\varkappa\alpha\tau'$ $\dot{\varepsilon}\xi o\chi\dot{\eta}\nu$" genannt hat, jene rückläufigen Arterien
als die Arterien der Hirnerweichung $\varkappa\alpha\tau'$ $\dot{\varepsilon}\xi o\chi\dot{\eta}\nu$ bezeichnen, wenigstens
wenn man von der embolischen Entstehung der Encephalomalacie
absehen würde, so häufig findet sich diese Erweichung im Gebiete
der rückläufigen Arterien. Nun sind in solchen Fällen fast immer
Thromben oder Gefäßentartungen zu finden."

----

1) **77**, S. 229.

*) **Anmerkung bei der Korrektur:** In neuerer Zeit ist ein weiterer
Fall veröffentlicht worden. Abelsdorff, D. M. W. 1920 N. 8. Vorübergehende
Erblindung mit Augenmuskellähmung nach CO-Vergiftung.

2) **81**, S. 191ff.

Dann heißt es weiter: „Außer diesen langen Zentralarterien der art. cerebri ant. geht noch eine Unzahl sehr kurzer Zentralarterien von derselben ab, welche in der ganzen Länge des Gefäßstammes entspringen. Diese kurzen Gefäße besitzen offenbar aus demselben oben erwähnten Grunde einen etwas rückwärts gewendeten Verlauf und zeichnen sich durch ihre außerordentl che Feinheit aus, es sind fast haarfeine Gefäße. Außer von dem vorderen Stamm der Hirnarterie gehen solche feine Gefäße auch von dem Stamm der Carotis von ihrer Teilungsstelle, von dem Anfangsstücke der mittleren Hirnarterie und von den Ursprungsstellen der art. comm. post. und der choreoid. ant. ab. Alle diese kurzen außerordentlich engen Arteriolen dringen nach sehr kurzem Verlauf, ohne Anastomosen untereinander eingegangen zu sein, in die Hirnsubstanz ein und in ihr Versorgungsgebiet der vorderen Abschnitte der beiden inneren Linsenkernglieder und der nach vorne daran grenzende Teil der inneren Kapsel samt dem Knie.“

„Die außerordentliche Zartheit dieser Arterien bei fast senkrechtem Abgange ist für das von ihnen versorgte Gangliengebiet nicht ohne Bedeutung. So kommt es bei der Kohlenoxydvergiftung zu vollkommen symmetrischen Erweichungen in dem Gebiet, welches diesen Arterien entspricht, und es kann wohl nicht zweifelhaft sein, daß das symmetrische Auftreten in diesem Gangliengebiet mit der Eigenart seiner Blutversorgung im Zusammenhang steht. Es findet sich in der Tat an keiner anderen Stelle des Gehirns eine ähnliche Art der Versorgung durch solche kurze und enge Zentralarterien. Ich hatte mehrmals Gelegenheit, bei der Obduktion von an Kohlenoxydgasvergiftung Verstorbenen, wenn erst einige Tage nach der Vergiftung der Tod eingetreten war, in dem erwähnten Versorgungsgebiet jener Arteriolen vollkommen symmetrische Erweichung zu konstatieren und sind auch in der Literatur ähnliche Fälle beschrieben.“

Auch die Untersuchungen Goldsteins[1]) über den Verlauf der Arterien in den Stammganglien stimmen im Großen und Ganzen mit den Befunden Koliskos überein.

Die Mehrzahl der Autoren beschäftigt sich hauptsächlich mit der Frage: „Wodurch kommen diese Erweichungen zustande? Ist es eine primäre Encephalitis, die durch die CO-Wirkung ausgelöst wird und weiterhin zur Nekrose bzw. Degeneration der betreffenden Gehirnpartie führt oder tritt zunächst durch die CO-Wirkung eine Gefäßveränderung bzw. eine Zerstörung ein, die dann durch Ischämie oder Thrombose sekundär eine Erweichung der von ihnen versorgten Gehirnabschnitte hervorruft?“

Klebs[2]) 1865, der sich als erster eingehend mit der CO-Vergiftung

---

[1]) **46**, S. 375.
[2]) **76**, S. 450 ff.

befaßte, kommt zu folgendem Ergebnis: „Die pathologischen Veränderungen, welche durch CO-Intoxikation veranlaßt werden, sind demnach zweierlei Art; erst solche, welche die Folge von Gehirnveränderungen sind und solche, welche die großen Drüsen des Unterleibs
und die Muskulatur betreffen. Die letzteren zeigen besonders deutlich
ihren Charakter als Ernährungsstörungen, während die Ursache der
letzteren zweifelhaft gelassen werden muß, bis die Erkrankungen der
nervösen Zentralorgane, besonders der Großhirnhemisphären, einer
genaueren klinischen Analyse zugängig geworden sind." Weiter unten
nimmt er an, daß auch die Erweichungen im Gehirn Folgen der durch
Erweiterung der Gefäße, Kreislaufstörungen und O-Mangel bedingten
Ernährungsstörungen sind und daß die den erweiterten und überdehnten
Gefäßen anliegenden Nervenelemente durch den von diesen Gefäßen
ausgehenden Druck geschädigt werden können.

Simon[1]) 1868, gibt zu, daß man unter bestimmten Verhältnissen
eine fettige Degeneration der kleinen Gehirngefäße annehmen könne
und daß infolge dieser Veränderungen sich später Ernährungsstörungen
in Form von Erweichungen einstellten.

Huguenin[2]) 1880, erklärt auf Grund eigener Untersuchungen,
daß die Erweichungsherde bei CO-Vergiftung zur Nekrose gehören
und mit Encephalitis nichts zu tun haben.

Poelchen[3]) hat sich zweimal — 1882 und 86 — mit der Frage
nach der Art und Entstehung der Gehirnaffektion näher beschäftigt.
Er erklärt sich die Encephalomalacie — infolge des schädigenden Einflusses des CO-Hämoglobins — durch die Verfettung und Zerreißung
der Intima und Adventitia und der daraus folgenden Verschließung der
ernährenden Gefäße entstanden. Er sagt allerdings: „Leider konnte
ich in den Erweichungsherden nichts mehr von Gefäßen entdecken."

Bei seiner zweiten Arbeit läßt er die Frage offen, was primär erkrankt,
die Gefäße oder die Nervensubstanz; am wahrscheinlichsten findet
er jedoch, daß die Erweichungen auf Grund eines Gefäßverschlusses
entstehen und zwar in der Weise, daß die kleinen Arterien und die
Kapillaren durch die Wanderkrankungen (fettige Entartung, Verkalkung)
ihres Lumens verlustig gehen, „wie z. B. für die Kranzarterien des
Herzens nachgewiesen". Doch führt er aus, daß betreffs dieser Punkte
jedenfalls noch eingehende Untersuchungen notwendig seien.

Lesser[4]) 1886, hält den durch CO-Vergiftung bedingten Erweichungsprozeß in einem von ihm mikroskopisch untersuchten Falle für Encephalitis hämorrhagica acuta partialis. Er fand dabei Körnchenzellen,
die Gefäße waren anscheinend unverändert.

---

[1]) **144**, S. 277 ff.
[2]) Zit. n. **142**, S. 125.
[3]) S. **113**, **114**.
[4]) **87**, S. 145.

Scheiding[1]) 1888, und mit ihm Heinecke, fassen die CO-Vergiftung als Fermentintoxikation auf (Zerfall der roten Blutkörperchen, da die bei CO-Vergiftung erhobenen Befunde mit denen bei Fermentintoxikationen übereinstimmten). Nach Scheiding entsteht die rote Hepatisation der Lunge durch Blutextravasate. Die Erweichungs- und Zerfallsherde im Gehirn sind Folgen von Thrombosen.

Becker[2]) 1889, faßt die fettige Degeneration der Gefäße als das Primäre auf, dieser folge die Encephalomalacie. Sie entstehe entweder durch Ischämie oder Hämorrhagien; welche Ursache häufiger sei, könne man nicht entscheiden.

Lancereaux[3]) 1890, nimmt eine Obliteration der Gefäße durch die in die Adventitia extravasierten roten Blutkörperchen an. Ihm schließt sich im großen und ganzen Boulloche an.

Koch[4]) 1892, kommt auf Grund eines Vergleiches mit der Arbeit von Fuerstner[5]) — dieser konnte bei Hunden, denen er intravenös Ol. phosphorat. injizierte, Hirnhämorrhagien erzeugen — zu dem Schluß, da neben den Blutaustritten noch keine Erweichung vorhanden war, daß die Wanderkrankung der Gefäße zuerst erfolgt und die Encephalomalacie sich daran anschließt.

Jedoch steht diese Annahme im Widerspruch mit den von ihm erhobenen Befunden. Denn er selbst fand in zwei Fällen typisch gelegene Erweichungsherde, konnte jedoch an den diese Herde versorgenden Gefäßen außer einer minimalen Trübung nichts Krankhaftes nachweisen.

Geppert[6]) 1892, vertritt auf Grund seiner Tierexperimente die Ansicht, daß CO eine spezifische Wirkung auf die Nervenzentra hat.

Kolisko[7]) 1893, äußert sich dahin, daß seines Erachtens nach die durch CO bedingte gewaltige Ausdehnung der Gefäße und nicht die Wirkung des CO-Hämoglobins gerade in dem Gebiet der Linsenkerne ein Versiegen des Kreislaufs herbeiführt und zur Thrombose Veranlassung gibt. Diese konnte er ja auch innerhalb der Erweichungsherde nachweisen.

Nach Oppenheim[8]) 1897, dürfte ein Teil der als Kohlenoxydgaserweichungen geschilderten Fälle der Encephalitis eingereiht werden *).

Sachs[9]) 1900, äußert sich zusammenfassend dahin, daß zunächst das Blut durch Eingehen mit CO in eine feste chemische Verbindung

---

[1]) **134.**
[2]) **4**, S. 542.
[3]) Zit. n. **142**, S. 125.
[4]) **80**, S. 48 ff.
[5]) **43**, S. 830.
[6]) **44**, S. 418.
[7]) **81**, S. 191.
[8]) u. [7]) zit. n. **142**, S. 125.
*) Bruns[7]) sieht sie als disseminierte Encephalomyelitiden an.
[9]) **129.**

nicht mehr imstande ist, seine normalen Funktionen zu erfüllen. Bei geringerer CO-Einwirkung treten nur einige vasomotorische Störungen auf. Diesen können sich jedoch bei gesteigerter CO-Zufuhr Alterationen des übrigen Organismus, hauptsächlich des Zentralnervensystems, anschließen, die bei längerer Dauer zur Verfettung und Nekrose der betreffenden Teile führen. Da das Gehirn nach Ehrlich am besten mit Blut versorgt wird, so wird es infolgedessen auch gegen CO-haltiges Blut am besten und empfindlichsten reagieren müssen.

Runeberg[1]) und Kobert[2]) 1902 halten das CO für ein spezifisch wirkendes Nervengift, das zunächst auf das Zentralnervensystem einwirkt und erst sekundär Gefäßveränderungen usw. hervorruft.

Sibelius[3]) 1903, kommt auf Grund eingehender Untersuchungen zu dem Ergebnis ... „das CO sowohl in den Gefäßen, als in den Nervenelementen direkt Veränderungen hervorrufen kann, in der nervösen Substanz sowohl diffuse als herdförmige. Bei progressiver Entwicklung der Gefäßveränderungen können dieselben destruktive oder wandverdickende Formen annehmen, welche dann sekundär ischämische Veränderungen hervorrufen können. Vereinzelt kann man auch durch Blutungen verursachte Gewebszerstörungen beobachten, obgleich stets nur von geringen Dimensionen.“

„Wir haben also, wenn wir von den letztgenannten immerhin seltenen Befunden absehen, vor uns eine Encephalitis und zwar eine solche mit multiplen Krankheitsherden, sowohl in den Linsenkernen als in der Rinde. Dazu noch legale Encephalomalacien, welche sekundär infolge von Gefäßerkrankungen entstanden sind“.

Demnach stellt sich S. also hauptsächlich die Erweichung infolge direkter Einwirkung des CO auf die Nervenzellen des Gehirns vor und räumt der durch Gefäßerkrankungen entstehenden Ischämie mit nachfolgender Degeneration des Gewebes eine sehr viel weniger führende Stellung ein.

Hedvén[4]) 1903, fand bei einem Fall, der $1^1/_2$ Monate nach einer schweren CO-Vergiftung gestorben war, zahlreiche kleine Hämorrhagien in den weichen Hirnhäuten, namentlich im Rückenmark und seinen Häuten. An einigen Stellen hatten sich aus diesen Blutungen größere Erweichungsherde entwickelt, ebenfalls bestanden Thromben in den kleinen Gefäßen des linken Sehhügels. Ob H. diese Thromben als primär oder sekundär entstanden annimmt, geht aus der Stelle nicht hervor.

Wachholz[5]) 1906 kommt auf Grund von Tierversuchen zu folgenden Ergebnissen: Das CO erweitert die Blutgefäße, führt rasches Sinken

---

[1]) u. [2]) zit. n. **142**, S. 136..
[3]) **142**, S. 136ff.
[4]) **79**, S. 878.
[5]) Zit. n. **17**, S. 6.

des Blutdruckes, Blutstase und Thrombenbildung herbei, die im weiteren Verlauf Embolie mit nachfolgenden Erweichungsherden in den Organen des Zentralnervensystems, Nekrose des Herzmuskels und massige Pleuraexsudate veranlassen können.

Chiari[1]) und Cayet[2]) 1910, sehen auf Grund ihrer Untersuchungen die Gefäßerkrankungen als das primäre an.

Auch Herzog[3]) scheint in der Gefäßerkrankung das Primäre zu sehen. Nach seiner Ansicht wird durch die Quellung und Zerstörung des Endothels infolge der entstehenden Unebenheiten der Gefäßwand der Boden für die Thromben vorbereitet, die dann ihrerseits die Erweichungen in der Umgebung des thrombosierten Gefäßes verursachen. Findet nun dieser Vorgang bei mehreren benachbarten Gefäßen statt, so entsteht allmählich ein Zusammenfließen der einzelnen Herde, so daß am Ende nur ein großer Herd zu bemerken ist. Die Blutungen erklärt er als Folge von Stauungen. Die sehr oft nun an den Gefäßen, die den mittleren Teil der Linsenkerne versorgen, wahrgenommene starke Verkalkung führt er neben der besonderen Neigung der Linsenkerngefäße zu verkalken auf einen spezifischen Einfluß des CO zurück.

Die Hauptvertreter der ischämischen Theorie sind Lancereaux, Kolisko (1893), Chiari und Herzog; die der entzündlichen Lesser, Oppenheim, Sibelius, Runeberg und Kobert.

Beide Annahmen stützen sich auf gute Gründe und Tatsachen. Diejenigen Autoren, die zunächst die Schädigung bzw. Zerstörung der Gefäße als das Hauptmoment betrachten, gehen von der Wirkung des CO aus, die sie in den übrigen Organen des Körpers beobachtet haben. So ruft z. B. das CO an der gesamten Muskulatur, Herzen, Leber, Nieren und Gefäßen eine ausgedehnte Verfettung hervor. Nun liegt der Schluß nahe, auch bei den Gefäßen des Gehirns, welche die Erweichungsherde zu versorgen haben, an eine mehr oder weniger starke fettige Entartung zu denken. Diese könnte dann zu Ischämie bzw. zu Thrombosen führen und so die Erweichung bestimmter Hirnteile bedingen. Die Gründe, warum gerade die Linsenkerne fast ausschließlich betroffen werden, sind bereits oben eingehend auseinandergesetzt.

In der Tat findet man bei näherer Untersuchung bei denjenigen Gehirnarterien, welche die inneren Teile des Linsenkerns versorgen, eine z. T. ziemlich erhebliche Verfettung (Poelchen, Sibelius), so daß man geneigt sein könnte, diese Verfettung als das Primäre auffassen. Neben dieser sieht man noch ältere und jüngere Blutungen in die z. T. zerstörten und abgehobenen Lamellen der Intima, Endothelzellen liegen in den Lumina der Gefäße, mehr oder weniger große Blutaustritte machen sich überall bemerkbar. (Klebs, Simon, Sibelius).

---

[1]) u. [2]) **20**.
[3]) **67**, b. S. 558.

Weitere Beiträge zu der Frage, wie solche Erweichungsherde entstehen können, liefern die Arbeiten von Kolisko, Hedvén und Chiari-Cayet. Alle konnten Thromben in den kleinen Arterien und Kapillaren nachweisen; sie bestanden aus homogen oder fädig geronnenem Fibrin. Cayet fand nirgends Blutungen in die Gefäßwände. Überdies sah er auch in seinem Falle eine beginnende fettige Degeneration der Gehirnsubstanz. Die Thrombenbildung in den Linsenkernen läßt sich ja durch die eigentümliche Lage der sie versorgenden Gefäße erklären. In dem Falle von Cayet fand außerdem eine Bluttransfusion intra vitam statt; nun könnte man ja vermuten, daß die verschiedenartige Blutmischung den Anlaß zur Thrombenbildung gegeben habe. Unter Hinweis auf die bereits vor der Transfusion bestandenen tetanischen Krämpfe wird dies jedoch abgelehnt.

Auch Kolisko und Chiari bezeichnen die Thromben als das Primäre.

Daß eine gewisse Möglichkeit zur leichteren Bildung von Thromben bei CO-Vergiftung besteht, könnte man auch aus der Monographie von Siebenhaar und Lehmann[1]) folgern. Hier ist die Rede von „einer auffällig leichten und schnellen Gerinnungsfähigkeit" des Blutes CO-Vergifteter; ... nach Gérard ist es sogar eine beinah konstante Erscheinung, daß sich in dem aus der Vene hervordringenden Blut (bei venae sectio) kleine Gerinnsel finden"... Dann heißt es weiter: „... schon Friedrich Hofmann nennt das Blut dick..." Aus den schon oben angeführten Gründen wird natürlich zunächst im Gehirn das Gebiet des Linsenkernes die Folgen dieser beschleunigten Gerinnbarkeit aufweisen müssen. Allerdings wird in neuerer Zeit diese Eigenschaft des CO-haltigen Blutes in Abrede gestellt [Sachs[2])].

Der oben auseinandergesetzten Auffassung steht folgende gegenüber, daß das CO erst direkt auf das Gehirn einwirkt und in zweiter Linie die Gefäße und den übrigen Organismus schädigt.

Zur Unterstützung wird nachstehendes angeführt: Lesser[3]) und Koch[4]) haben bei CO-Vergiftung Verfettung der die Linsenkerne versorgenden Gefäße nicht nachweisen können, wohl aber Erweichungsherde in diesen Gebieten. So berichtet auch Cramer[5]) über einen Fall von einer 71jährigen Frau, die bis zu ihrem Unfall — einer CO-Vergiftung — geistig vollkommen frisch war. Nach dem Unfall traten eigentümliche Geistesstörungen auf. Einen Monat später starb die Frau. Die Gehirnsektion ergab makroskopisch keine gröberen Läsionen, dagegen fanden sich mikroskopisch zahlreiche schwere Veränderungen des Markes und der Rinde. Gefäßveränderungen wurden ebenfalls festgestellt,

---

[1]) **143**, S. 35.
[2]) **129**, S. 88.
[3]) **87**, S. 144.
[4]) **80**, S. 47.
[5]) **24**.

die z. T. auf arteriosklerotische Veränderungen, z. T. aber auch auf die spezifische Wirkung des CO zurückgeführt wurden.

Auch Sibelius schließt sich vollständig der zweiten Theorie an; geht sogar so weit, daß er sagt, die ischämische Hypothese sei für ihn nicht beweisend, da es bisher keinem Autor gelungen sei, Thromben nachzuweisen. Jedenfalls ist ihm die Arbeit Koliskos unbekannt geblieben. Infolgedessen lehnt er die Annahme von Bernhard[1]) ab, daß die ursprünglich vorhandenen Thromben zerfielen, durch den Blutstrom weggeschwemmt würden und daher nicht nachgewiesen werden könnten, ziemlich kurzer Hand ab.

Zu den soeben ausführlich besprochenen Ansichten; primäre oder sekundäre Erweichung, kommt noch eine dritte gänzlich andere Anschauung. In seiner letzten Arbeit über diesen Gegenstand vertritt nämlich Kolisko[2]) einen teilweise wesentlich veränderten Standpunkt. Er stellt jetzt das mechanische Verhalten der Gewebe als allein ausschlaggebendes Moment in den Vordergrund seiner Ausführungen. Zur Begründung gibt er folgendes an.

Die Anämisierung dieser Gebiete, — d. h. des mittleren Gliedes des Linsenkernes beiderseits — bei akuten Vergiftungsfällen und die nachfolgende Nekrotisierung sprechen für ein Versagen des Kreislaufs, das durch die ungünstige mechanische Blutversorgung bedingt sein dürfte. Dazu kommt noch die Verminderung des Seitendrucks in der durch das Gift aufs höchste erweiterten Carotis, ihre Schlängelung und die dadurch bedingte Verschiebung der Arterienursprungsstellen und die durch Gefäßlähmung bedingte ödematöse Hirnschwellung.

Ich selbst stelle mich auf folgenden Standpunkt: Das durch die Blutbahn dem Gehirn und dem übrigen Organismus zugeführte CO wirkt zunächst nur auf die roten Blutkörperchen, indem es dem Hämoglobin durch Eingehen in CO-Hb. die Möglichkeit nimmt, seinen Sauerstoff abzuspalten und so den Stoffwechsel aufrecht zu erhalten. Dadurch werden dann zuerst die empfindlichsten Teile des Körpers, die Nervenzellen des Gehirns, geschädigt. Der Beginn einer solchen Schädigung zeigt sich durch Auftreten von Kopfschmerzen und Ohnmachten an.

Nun bewirkt ja das Einatmen von CO bzw. Leuchtgas eine intensive Hyperämie der Organe, insbesondere des Kopfes. Es tritt außerdem bei längerer Einwirkung des Gases eine Lähmung der Gefäßmuskulatur ein, die Gefäße werden erweitert und gedehnt. Dadurch wird natürlich — rein mechanisch — ein Druck auf die umgebende Nervensubstanz ausgeübt, es kommt zu weiteren Schädigungen. Neben dieser indirekten und mechanischen Wirkung hat das CO aber noch eine spezifische ähnlich wie die der Narkotica, nur in verstärktem Maße.

---

[1]) Zit. n. **142**, S. 126.
[2]) **82**, S. 1ff.

Daß durch die Giftwirkung als erste die Gehirnzellen absterben, daß also eine primäre Nekrose der Gehirnzellen vorliegt — scheint mir auch indirekt folgendes aus Aschoff[1]) über experimentelle Unterbindung zu beweisen: „.. Unter den menschlichen Organismen ist das Gehirn am empfindlichsten. Es wird fast momentan abgetötet, die Nieren nach etwa einer Stunde, ebenso der Darm, während äußere Körperteile weit länger der Blutzufuhr entbehren können, Muskulatur drei Stunden, Haut, Knochen und Bindegewebe noch länger ...“ Demnach müssen auch die Blutgefäße eine ziemliche Widerstandsfähigkeit besitzen.

Gehen also die Gehirnzellen bei vollständiger Blutsperre fast sofort zu Grunde, so ist m. E. in dieser Hinsicht eine gewisse Ähnlichkeit zwischen CO-haltigem Blut und einer vollständigen Ausschaltung des Blutkreislaufs vorhanden. An Stelle des nicht kreisenden Blutes tritt hier ein mit Gift beladenes und zur Ernährung unbrauchbares der Enderfolg wird schließlich der gleiche sein.

Im Gehirn entwickelt sich bei länger andauernder Wirkung des CO als erstes eine Reizungsencephalitis. Zu ihrer Entstehung möchte ich die Worte Oppenheims[2]) anführen: ... „Ebenso wie zum Wesen der akuten Myelitis keineswegs notwendig Hyperämie, die Blutung, die Zellinfiltration usw. gehören, sondern der Zerfall, die Nekrobiose das Hauptelement bildet, ebenso kommt eine entzündliche Herderkrankung des Gehirns vor, bei welcher der Zerfall der nervösen Elemente und die massenhafte Entwicklung von Körnchenzellen das Wesen des Prozesses ausmachen. ... Von der Encephalomalacie unterscheidet sich dieser Prozeß nur dadurch, daß die Gefäßobturation fehlt und alle Bedingungen für das Zustandekommen der letzteren, Vitium cordis, Arteriosklerosis usw. vermißt werden.“

Andererseits kann aber auch eine regelrechte Entzündung des Gehirns vorkommen, also Hyperämie, Blutungen in die Umgebung, Zellwucherung und Zellinfiltrationen (Cramer, Sibelius). Auch in den Fällen V, VII, VIII meiner Arbeit findet sich bereits makroskopisch eine hämorrhagische Encephalitis.

Dieser z. T. durch die Hyperämie mit hervorgerufene Zustand kann noch weiterhin verschlimmert werden. Ferner tritt noch als schädigendes Moment die Verlangsamung des Blutstromes infolge der Dehnung und Erweiterung der Gefäße hinzu. Durch sie ist besonders in den Linsenkerngefäßen unter Umständen eine Thrombenbildung ermöglicht. Es kann sogar bei bestehender Arteriosklerose zu Gefäßzerreißungen kommen und so die Entstehung größerer Erweichungsherde begünstigen. Dem Befunde an der Leiche nach zu urteilen, was das

---

[1]) **22**, S. 494, Bd. I.
[2]) **107**, S. 30.

Primäre, was das Sekundäre gewesen ist, wird natürlich ohne weiteres nicht entschieden werden können.

Ich meine aber, daß man an der Hand der aufgezählten Tatsachen zu dem Schlusse kommen muß, daß das CO als erstes die Zellen des Gehirns angreift und erst später in den Gefäßen und den übrigen Organen des Körpers Veränderungen hervorruft.

Daß manche Untersucher Thromben in den Linsenkerngefäßen gefunden haben, Kolisko u. a., steht nicht in Widerspruch mit meinen Ausführungen. Es können sich eben diese Thromben bei der eintretenden (agonalen) Stase bilden und so nachher, wenn Erweichungsherde gefunden werden, den Anschein erwecken, als ob durch sie jene Encephalomalacien veranlaßt seien. Denkbar ist es ja auch, daß die Thromben, die sich durch die Schädigung der Gefäße bilden können [Herzog[1])], bei unter Umständen wieder normal einsetzendem Blutkreislauf die schon vorher vorhandenen Erweichungsherde, noch vergrößern und sich so die manchmal bei der Sektion gefundenen ziemlich großen Herde erklären lassen. Jedenfalls möchte ich an der Ansicht festhalten: primär Nekrose der Nervenelemente, sekundär Gefäßveränderungen bzw. Thrombose.

Als Beweis hierfür möchte ich noch einmal kurz den Fall von Cramer anführen.

Offenbar handelt es sich hier um eine diffuse akute Encephalitis. Die Vergiftung war in diesem Fall nicht schwer genug, um das typische Bild hervorzubringen. So sehen wir nur das Anfangsstadium, ·Encephalitis und geringe Gefäßveränderungen. Das Gift muß verhältnismäßig lange eingewirkt haben, da es auch zu Gefäßveränderungen kam. Jedenfalls können diese nicht allzu stark gewesen sein, denn die Blutversorgung hat doch ungestört weiter stattgefunden. Anders verhält es sich dagegen mit den Nervenelementen; hier hat offenbar die Wirkung des CO genügt, um ziemlich erhebliche Zerstörungen auftreten zu lassen (Lichtung und Schwund der Fasern in den tangentialen Schichten und im supraradiären Faserwerk, zahlreiche Körnchenzellen, Atrophie der Ganglienzellen in allen Stadien).

Warum fast nur die inneren Glieder des Linsenkerns von der Erweichung betroffen werden, ist bereits oben eingehend dargelegt worden. Es werden durch die Dehnung und Schlängelung, sowie das Ödem des Gehirns die Arteriolen, welche direkt von der Carot. int., art. cereb. med., art. comm. post. und choreoidea senkrecht abgehen, von ihrer Abzweigungsstelle abgeknickt und durch das Ödem zusammengepreßt. Dasselbe widerfährt den Venen. So entsteht eine Anämie dieser Gehirnabschnitte, der sich bei längerer Dauer eine anämische Erweichung anschließt.

---

[1]) **67**, b. S. 558.

Für den scheinbaren Widerspruch, daß in dem einen Teil der Fälle eine hämorrhagische, in dem anderen jedoch eine anämische Erweichung gefunden wird, gibt es folgende Erklärungsmöglichkeit.

Das CO wirkt auf den einzelnen Menschen ganz verschieden giftig Stoermer[1]). Im ersten Fall mag nun der oben geschilderte Vorgang nicht so rasch stattfinden. Es wird also bei der durch das CO gesteigerten Blutzufuhr eine ziemlich erhebliche Menge Blut in das Gehirn und auch noch in die kleinen Arterien und Capillaren eingepreßt. Von dort kann die Blutmasse vielleicht noch in die kleinen Venen kommen. Diese werden aber durch den weiter wachsenden Druck an ihren Einmündungsstellen eher abgeschnürt als die stärkerwandigen Arteriolen, es muß also zu einer Überdrehung und Undichtwerden bzw. Zerreißen ihrer Gefäßwände durch das erheblich gesteigerte Blutvolumen kommen. Infolgedessen bilden sich — durch die spezifische Wirkung des CO auf die Gefäßwände begünstigt — Extravasate. Wahrscheinlich entsteht auch ein Teil dieser Blutaustritte erst durch das nachfolgende fettige Entarten der Gefäße infolge der CO-Wirkung.

Im zweiten Fall findet die Verlegung dieser kleinen Gefäße derartig schnell infolge der Gefäßlähmung und Dehnung statt, daß es überhaupt gar nicht erst zu einer Hyperämie kommt. Dem Versiegen des Kreislaufs folgt hier die ischämische Erweichung.

Als weiteren Beweis für die Neigung gerade des Linsenkernes zuerst zu erweichen, will ich den ersten der von Gruber und Werner[2]) mitgeteilten beiden Fälle von einseitiger Carotisunterbindung und Jugularis-comm. anführen, der mit dem Tode endete.

Dem Patienten ging es zunächst soweit ganz gut, am folgenden Tage stellten sich jedoch eine Lähmung der rechten Seite, Fieber und Benommenheit ein, am Abend starb der Patient.

Die Leicheneröffnung ergab: „. . . Eine Anomalie der Gefäße des Circulus arteriosus Willisii an der Hirnbasis lag nicht vor. Lokale Arteriosklerose dieser Gefäße fand sich nicht. Am Großhirn fand sich im Bereich der linken Kapselzone und der linken Stammganglien ein weißliches trübes Aussehen ohne Blutaustritte . . .“

Je nach der Einwirkung und Dauer des CO gestaltet sich der Zustand der Patienten verschieden. Sind sie nur kurze Zeit dem CO ausgesetzt gewesen, erholen sie sich im allgemeinen ziemlich rasch, ohne irgendwelchen dauernden Schaden zu erleiden. Standen sie jedoch längere Zeit unter der Giftwirkung, so erholen sich die Patienten scheinbar zunächst vollständig, — es kommt zu dem sog. „freien Interwall“ — dann aber erfolgt in der Mehrzahl dieser Fälle der Exitus unter folgenden hauptsächlichsten Erscheinungen: geistig: Stupor, Demenz, akute

---

¹) **148**, S. 390 ff.
²) **48**, S. 1184.

Verrücktheit; körperlich: Atrophien, Marasmus, Lähmungen[1]). Schließlich kann die Vergiftung so intensiv sein, daß ihr die Patienten unmittelbar oder nur einige Zeit später erliegen, ohne das Bewußtsein wiedererlangt zu haben.

An drei Fällen hat nun Gnauck[2]) das allmähliche Entstehen von einer solchen Erweichung gezeigt. Im ersten Fall, der etwa 10 Stunden nach der Vergiftung zum Exitus kam, fand sich ein blutiges Ödem beiderseits im vorderen Abschnitt der Capsula interna. Der zweite Fall ergab nach 48 Stunden in der vorderen Hälfte des Linsenkernes beiderseits hämorrhagische Herde und einen nicht auffallenden Blutreichtum. 96 Stunden nach erfolgter Vergiftung kam der dritte Fall zur Sektion, es zeigte sich hierbei das Gehirn eher anämisch. Beiderseits in der inneren Kapsel lagen Erweichungsherde mit punktförmigen Blutungen. Mikroskopische Untersuchungen dieser Fälle sind nicht vorhanden.

Ein weiterer, fast immer vorhandener Befund ist die Hyperämie des Gehirns. Unter 60 Fällen fand Simon[3]) 48mal Hyperämie und zwar in 14 Fällen war sie außerordentlich stark. Nur 4 Fälle gingen mit Anämie einher. Herr Geh.-Rat Schmorl sah bei 18 von ihm selbst obduzierten CO-Vergiftungen in den verschiedenen Reserve-Lazaretten in jedem Fall eine mehr oder weniger ausgesprochene Hyperämie. In den hier vorliegenden Fällen ließ sich nur bei einem Fall — bei dem die Vergiftung bereits 3 Monate zurücklag (Fall 12) — eine Hyperämie des gesamten Gehirns nicht mehr nachweisen.

Diese Hyperämie steht in vollem Einklang mit den Tierversuchen. Klebs[4]), Ackermann[5]), Auch Letheby[6]) stellte stets bei Vögeln, die er mit CO vergiftet hatte, „Bluterguß" ins Hirn bzw. in die Hirnhäute fest.

Über die Gründe der in manchen Fällen auftretenden Anämie herrscht bis jetzt noch keine Einigkeit. Simon[7]) und Koch[8]) zogen zu ihrer Erklärung einen Tierversuch von Klebs[9]) heran. Dieser beobachtete bei einer schon mehrfach mit CO behandelten Fledermaus, daß die Gefäße der Flughaut von Beginn des Versuches sehr weit waren und bei CO-Zuführung allmählich enger wurden. Er faßt dieses Engerwerden nicht als Kontraktion auf, sondern glaubt, daß die durch frühere Versuche gelähmten Gefäße sich entleeren, indem die Herzaktion geschwächt

---

[1]) **45, 76, 144** u. a.
[2]) **45,** S. 407.
[3]) **144,** S. 273.
[4]) **76,** S. 483 ff.
[5]) **1,** S. 461.
[6]) Zit n. **144,** S. 270.
[7]) **144,** S. 273.
[8]) **80,** S. 44.
[9]) **76,** S. 4.

wird. Einen Grund für das Verhalten der Gefäße vermag er nicht anzugeben. Eine ähnliche Beobachtung erwähnt er von Kaninchen: die Ohren erblassen, während andere Gefäßabschnitte stärker gefüllt sind. Für zwei der von ihm angeführten Fälle mit Anämie vermutet Simon, da es sich um ältere Individuen handelte, 50 und 56 Jahre, daß etwas Ähnliches bei diesen beiden vorgegangen sei, wie bei dem Klebsschen Versuch. Für die beiden anderen Fälle vermag er keine Erklärung zu geben, er meint, es handele sich hier um Ausnahmen. Nach Koch liegt bei der auftretenden Anämie eine Herzaktionsschwächung vor infolge O-Mangels der Kranzarterien.

Zieler[1]) schreibt folgendes: „ . . . Da es sich hier aber fast nur um Personen handelt, die ganz schnell der Vergiftung erlegen waren, so könnten wir wohl annehmen, daß der Tod eingetreten ist, bevor es zu weiteren Veränderungen hat kommen können."

Auch Becker[2]) ist sich über die Entstehung der Anämie im unklaren. Sachs[3]) erwähnt zwar die Anämie, äußert sich aber sehr zurückhaltend: „In seltenen Fällen ist die Gehirnsubstanz als blaß angegeben (Simon, Poelchen), was wohl in Fällen mit langem Verlauf und sekundären Veränderungen vorkommen kann." Man sieht, es ist das gerade Gegenteil der Ansicht Zielers.

Für diese Anämie gibt es m. A. folgende Erklärungsmöglichkeiten. Durch das Einatmen von CO wird eine erhebliche Erweiterung der Gefäße verursacht. Es muß also zu einer der Stärke der CO-Einwirkung entsprechenden Blutdrucksenkung — diese läßt sich ja auch an nicht tödlich verlaufenen Vergiftungen noch eine zeitlang nachweisen[4]) — und damit zu einer mehr oder weniger starken allgemeinen Blutleere kommen. Hiervon werden natürlich auch die Kranzarterien des Herzens betroffen und es kann so zum Herzstillstand kommen, da dem Herzen selbst nicht mehr genügend und schon z. T. CO-haltiges Blut zugeführt wird.

Wie wir schon oben gesehen haben, wirkt CO auf die einzelnen Menschen ganz verschieden. Es ist nun möglich, daß bei denjenigen Fällen, welche eine Anämie aufweisen, die Widerstandsfähigkeit gegen CO derartig gering ist, daß sie bereits nach wenigen Augenblicken der Vergiftung erliegen.

Auf diese Annahme scheint der von Klebs[5]) angeführte Fall Beyer zu passen. Dort betritt ein junger gesunder Mann ein mit Kohlendunst erfülltes Zimmer und fällt sofort tot um. Die Sektion ergab eine relative Anämie sämtlicher Organe, auch des Gehirns.

<hr>

[1]) **169**, S. 26.
[2]) **4**, S. 542.
[3]) **129**, S. 51.
[4]) **176**, S. 678.
[5]) **76**, S. 23.

Vielleicht wirkt das CO auch noch spezifisch auf das Myokard bzw. das Reizleitungssystem. (Liebmann[1]), Zondek[2]). Denn L. fand bei einer CO-Vergifteten, die vorher vollständig gesund gewesen war, eine schwere interstitielle und parenchymatöse Myokarditis, besonders am linken Ventrikel.

Über die bei CO-Vergiftung auftretenden Gehirnveränderungen können wir uns zusammenfassend folgendermaßen äußern. Das erste ist die intensive Hyperämie; ihr schließt sich in manchen Fällen eine ebenso starke hämorrhagische Encephalitis an (Fall 5, 7, 8). Diese ist dann am ausgeprägtesten in den mittleren Abschnitten des Linsenkernes bzw. der inneren Kapsel nachzuweisen (Fall 8). Wie diese Blutaustritte zustande kommen, ist noch unklar. Wir finden sie ja auch bei Sepsis, perniziöser Anämie, Salvarsan- und Phosphorvergiftung. Bei der CO- und P-Vergiftung lassen sich in länger verlaufenden Fällen Zerreißungen der Gefäße und erhebliche Verfettung ihrer Wände — insbesondere der Haargefäße und Intimazellen der größeren Gefäße — feststellen. In anderen Fällen jedoch muß man ein durch die Giftwirkung bedingtes Undichtwerden der Gefäße annehmen, so daß die Blutkörperchen per diapedesin ausgepreßt werden. Hier im 1. Falle wirkt also das Gift nachweisbar schädigend auf die Gefäßwände ein und kann zu einer Hämorrhagie per rhexin führen. Das dritte sind die Erweichungen im Linsenkern. Die verschiedenen Theorien über ihre Entstehung habe ich bereits ausführlich behandelt. Im allgemeinen machen diese Erweichungsherde — falls die Patienten die Vergiftung überstehen — keine geistigen Störungen irgendwelcher Art (Kolisko).

Nun wirkt aber das CO auch noch auf andere Gehirnteile und dann kommt es zu ausgesprochenen geistigen Störungen (akuter Wahnsinn, Demenz, Melancholie, Stupor). Diese Erscheinungen beobachtet man jedoch nur in Fällen von längerer Krankheitsdauer, denen ein sogenanntes „freies Intervall" vorausgegangen ist. Diese Veränderungen im Gehirn lassen sich jedoch nur mikroskopisch nachweisen. Größere Erweichungsherde und Blutungen in anderen Gehirnbezirken als in den Linsenkernen kommen seltener zur Beobachtung (Simon).

Über den pathologischen Befund bei Erkrankungen des Rückenmarks liegen bis jetzt noch wenig Mitteilungen vor: Groß, v. Rokitansky, Posselt, v. Soelder, Hedvén; Schaeffer, Sibelius.

Von Groß[3]) stammt wohl die erste Aufzeichnung einer Rückenmarkssektion (1877) bei CO-Vergiftung. „Die Substanz zeigt unmittelbar hinter dieser (Halsanschwellung) ein livides bläulich-rotes Aussehen,

---

[1]) **90**, S. 1192.
[2]) **173**, S. 678.
[3]) **47**, S. 15/16.

namentlich die weiße Substanz; auf vielfachen Querschnitten treten reichlich feinste abspülbare Blutpunkte hervor...."

„Die Zeichnung der grauen Substanz ist normal, nur sieht man, namentlich von den Vorderhörnern aus, schmale Strahlen in die weiße Substanz hereinragen, welche sich durch eine größere Transparenz und ein durchscheinend graues Kolorit ziemlich deutlich von der milchig weißen Farbe der weißen Substanz abheben. Weiter abwärts im Rückenteil erscheint die ganze graue Substanz, vorzugsweise die der Vorderhörner, umlagert von einem schmalen Saume jener transparenten, graurötlichen Substanz. Der ganze Querschnitt zeigt auch hier, wie weiter abwärts, einen livid bläulichen Schein."

„Dasselbe Verhalten zeigen die tiefsten Teile des Lendenmarks, nur liegt hier die beschriebene Veränderung der weißen Substanz wesentlich um die Hinterhörner herum (Myelitis acuta)."

v. Rokitansky[1]) sah folgendes: Gehirn stark gerötet. Die graue Substanz des Rückenmarks auffallend weich und von Blutpunkten durchsetzt. In Hals- und Brustmark war sie stellenweise „zu einer auf den Durchschnitten grubig einsinkenden rötlich-grauen Pulpa erweicht". Und zwar betraf diese Erweichung namentlich die Vorderhörner.

Posselt[2]) beobachtete hämorrhagische Erweichung des Dorsalmarks — 4.—6. Cervicalsegment — bei gleichzeitigen symmetrischen Erweichungsherden im Linsenkern und in der Brücke.

Die mikroskopischen Untersuchungsergebnisse sind mir nicht zugänglich gewesen.

v. Soelder[3]) fand das Rückenmark makroskopisch unverändert. Die mikroskopische Untersuchung ergab Degeneration der Vorderhornzellen im Cervical- und Dorsalmark, viel weniger im Lenden- und Sakralmark. Die Rückenmarkswurzeln waren normal.

Hedvén[4]) beschreibt einen Fall, der nach freiem Interwall an Bronchopneumonie einging. Es ließen sich degenerative und zirkulatorische Störungen im ganzen Nervensystem, vor allem aber im Rückenmark, nachweisen.

Schaeffer[5]) berichtet von Blutungen und Erweichungen im Hirn und Rückenmark. Dabei zeigten die Nervenfasern eine eigenartige Degeneration, indem sie bei der Färbung nach Marchi nicht einzelne schwarze Schollen enthielten, sondern in toto gefärbt waren, was Sch. zunächst darauf zurückführt, daß es sich hier nicht um Trennung der

---

[1]) **124.**
[2]) **116,** S. 399.
[3]) **145,** S. 287.
[4]) Zit. n. M. M. W. 1903, S. 750.
[5]) Zit. n. D. M. W. 1903, S. 200. V.

Faser von ihrer nutritorischen Ganglienzelle, sondern um Einwirkung eines Giftes auf den Gesamtverlauf der Faser handelt.

Sibelius[1]), stellte mikroskopisch folgendes fest (makroskopischer Befund fehlt): „Mit Pal-Präparaten war kein deutlicher Faserausfall zu sehen, auf Marchi-Präparaten sah man neben einzelnen, mehr diffusen gespreizten Markschollen relativ zahlreiche in den Pyramidenbahnen, speziell in der rechten Pyramidenseitenstrangbahn."

„Die motorischen Ganglienzellen zeigten sich in mehreren Höhen normal. (Form erhalten, Kern und Kernkörperchen scharf). Dagegen fand sich in ein paar Höhen (aus dem untersten Cervical- und dem obersten Dorsalmark stammend) in den Vorderhörnern Gruppen von schwer alterierten großen Ganglienzellen: Kern verschwunden, Zelleib abgerundet."

„Die Gefäße des Rückenmarks waren auffallend gut erhalten. Von den Wurzeln wurde die cauda equina eingehend untersucht. Sie zeigte außer Schwellung einzelner Achsenzylinder (auf van Giessonpräparaten) und schlechter Färbung einiger Markscheiden (auf Palpräparaten) nichts Auffälliges."

„Die Pia war stellenweise ähnlich verdickt wie im Gehirn, nur schwächer."

Klinisch ist noch je ein Fall von Becker[2]) und Strusberg[3]) beschrieben. Es entwickelten sich im Anschluß an eine CO-Vergiftung allmählich die typischen Zeichen einer multiplen Sklerose, bzw. einer tabesähnlichen Erkrankung.

Die folgenden Krankengeschichten mit anschließendem Sektionsprotokoll und mikroskopischem Befund sind nach der Dauer der nach der Vergiftung überlebten Zeit geordnet.

Fall 1. G. D., Gießermeister, 50 Jahre, Tod 4. XII. 1919 $^1/_2$3 Uhr nachm. Sekt. 5. XII. 10 Uhr vorm. Obducent: Dr. Veit. Klinische Diagnose: Tot eingeliefert. Schlaganfall? Kohlenoxydvergiftung? Krankengeschichte fehlt.

Kohlenoxydvergiftung. Die p. m. angestellte Tanninprobe fiel positiv aus.

Ödem der weichen Hirnhäute. Venöse Hyperämie der Organe. Hämorrhagien in den Pleuren. Atherosklerose mäßigen Grades der Aortenklappen, der Aorta und Coronararterien. Narbennieren. Alte Pleuraverwachsungen. Tonsillitis fibrosa. Keine Tuberkulose.

Leiche eines großen, kräftigen, gut genährten, älteren Mannes. Die sehr reichlichen Totenflecken haben einen etwas hellen Farbenton, Totenstarre ist sehr ausgesprochen. . . .

Die Innenfläche der harten Hirnhaut ist glatt, glänzend und spiegelnd. Die weichen Hirnhäute, welche stellenweise leicht milchig getrübt, sind sulzig durch reichliche Flüssigkeitsansammlung und

---

[1]) **142**, S. 120ff.
[2]) **5**, S. 571.
[3]) **152**, S. 1484.

zeigen bei stark gefüllten Gefäßen eine hellrote Farbe. Die Ventrikel, die von entsprechender Weite, enthalten klaren Liquor. Das Gehirn, besonders die großen Stammganglien, sind frei von Herderkrankungen.

Bei der Schädelsektion entleert sich aus den Gefäßen, besonders aus dem Sinus longitudinalis reichlich dunkelrotes Blut, nirgends Blutgerinnsel. Hirnarterien o. B.

Im Herzbeutel sind einige Kubikzentimeter klargelbe Flüssigkeit. Die Herzbeutelblätter sind glatt, glänzend und spiegelnd. Im parietalen Blatt über dem linken Ventrikel finden sich einige scharf begrenzte kleine runde Blutungen. (Injektionen.) Das Herz, welches normal liegt, ist von entsprechender Größe, wiegt 300 g, Querdurchmesser 14 cm; Kammern, Vorkammern und Herzohren sind leer, nirgends das geringste Gerinnsel. Die Aortenklappen sind in ihren Anfangsteilen durch aortenwärts eingelagerte Massen etwas starr. Im Aortensegel der Mitralis finden sich reichlich gelbe Flecken. Herzmuskeln braunrot, Foramen Ovale geschlossen. In der Aorta finden sich am Anfangsteile, besonders um die Abgänge der Coronaarterien kleine gelbe Flecken in der Intima.... Die Coronaarterien sind durchgängig, im Ramus descendens ein gelber Fleck.

Die Lungen ... zeigen punktförmige Blutungen, die rechte mehr als die linke. Sie haben eine schwammige Konsistenz, auf der Schnittfläche erscheint das Gewebe von hellem Rot und etwas trocken, so daß sich nur mäßig schaumiger Saft abstreifen läßt Die Bronchien, deren Schleimhaut geschwollen und gerötet ist, enthalten rötlichen Schleim ...

Die lymphatischen Organe am Zungengrund sind stark entwickelt.... Schilddrüse — wiegt 20 g — und Thymus bieten nichts Bemerkenswertes.... Die Milz ist etwas vergrößert, wiegt 250 g. Maße 14 : 9 : 4,5 cm und von derber Konsistenz. Auf der Schnittfläche erkennt man in dem grauroten Parenchym deutliche Follikel und die besonders kräftigen Trabekel. Die Nebennieren haben eine breite lipoidreiche Rinde. Die Nieren, deren Kapsel leicht abziehbar, sind von entsprechender Größe; die Konsistenz ist etwas vermehrt. An den Oberflächen erkennt man ... einzelne flache etwas körnige Einziehungen. Auf den Schnittflächen ist die Zeichnung deutlich. Die Rinde erheblich breit. Die Farbe der Organe ist eine gleichmäßig hellrötliche.... Der Magen ist stark gefüllt mit noch ganz frischen Speisemassen, die Schleimhaut hat eine diftus hellrötliche Farbe. Die Dünndarmschlingen zeigen bereits bei der Öffnung der Bauchhöhle eine gleichmäßig rote Färbung der Serosa. Ebenso zeigt die Schleimhaut, besonders der oberen Teile, diese Farbe und einen blutig schleimigen Belag.... Die Leber, deren Oberfläche glatt, ist von entsprechender Größe und Konsistenz. Auf der Schnittfläche ist das Gewebe braunrot ohne deutliche Zeichnung.... Pankreas o. B.

Der Tod erfolgte etwa 24 Stunden nach der Vergiftung.

Der mikroskopische Befund am Gehirn läßt außer einer starken Hyperämie und einigen kleinen Diapedesisblutungen in den perivasculären Lymphraum und leichter Verfettung der Ganglienzellen im Bereich der mittleren Linsenkernglieder keine weiteren Veränderungen erkennen.

Herz: o. B., Leber: o. B., Niere: o. B., Nebenniere: o. B., Pankreas: o. B., Pectoralis: o. B., Lunge: o. B.

Fall 2. A. R., 67 J., Tabakarbeiterin, 17. IV. bis 18. IV. 1918. 333/1918. Klin. Diagnose: Leuchtgasvergiftung.

Anamnese: Soll nach Angaben der Verwandten Leuchtgas aus einem nachlässig geschlossenen Hahn eingeatmet haben.

Befund: Mittelgroße magere Frau.

17. IV. Kein Ödem, kein Exanthem. Pat. bei Aufnahme bewußtlos, atmet oberflächlich. Herz: Nicht verbreitert, Töne unrein, Puls klein, periphere Arteriosklerose. Lunge: keine Dämpfung, diffus feuchte Rasselgeräusche, etwas tiefstehende Grenzen. Abdomen: o. B. Nervensystem: Pupillen mittelweit, reagieren auf Licht. Reflexe normal. Reagiert nur etwas auf derbe Reize. Urin: E —, Z —. Pat. bekommt stündlich Sauerstoff. Antwortet auf alle Fragen richtig. Wie der Unfall passiert ist, weiß sie nicht.

18. IV. Pat. verfällt plötzlich, Atmung sehr oberflächlich, Puls klein. Ex. let.

A. R. S N. 333/1918, Sektion: 19. IV. 18, 8 Uhr vorm. Obduzent Geh. Rat Schmorl.

Sektionsdiagnose: Kohlenoxydvergiftung. Symmetrische Erweichungsherde in beiden Linsenkernen. Katarrhalische Pneumonie in beiden Lungen.

Sektionsbefund: Mittelgroße leidlich kräftig gebaute, mäßig ernährte weibliche Leiche. Im allgemeinen blasse Hautfarbe.... Totenstarre ist erhalten. An den äußeren Decken keine Veränderungen.

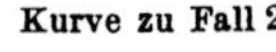

Kurve zu Fall 2.

Die weichen Schädeldecken sind mäßig blutreich, rot gefärbt. Die Schläfenmuskel von dunkelroter Farbe. . . .

Im Längsblutleiter locker geronnenes Blut.

Die harte Hirnhaut ist von mäßiger Spannung, ist eben durchscheinend, ihre Innenfläche ist spiegelnd. An der Außenfläche ihre Gefäße nur wenig gefüllt. Die Windungen und Furchen des Gehirns von gewöhnlicher Breite.

Die weichen Hirnhäute an der Konvexität sind rosarot gefärbt. Die Gefäße bis in die feineren Verzweigungen mit dunkelrotem, flüssigem Blut gefüllt. Längs des großen Hirnspaltes sind die weichen Hirnhäute getrübt und etwas verdickt, ebenso an der Hinterfläche des Gehirns. Die Gefäße am Gehirngrunde sind zartwandig, zusammengefallen. An den Nervenstämmen keine Veränderungen.

Das Gehirn fühlt sich im allgemeinen etwas fest an. Die Seitenkammern des Gehirns etwas verdickt erweitert und enthalten etwa einen Teelöffel wasserklarer, rötlichgefärbter Flüssigkeit. Auskleidung zart, ebenso die Aderhautgeflechte, ihre Gefäße mäßig gefüllt.

Die weiße Substanz des Großhirns zeigt einen trockenen Glanz und ist reinweiß gefärbt, läßt auf der Schnittfläche mäßig viel abspülbare Blutpunkte hervortreten. Die Rinde ist von gewöhnlicher Breite, nicht besonders vorquellend, graurötlich gefärbt. Beim Einschneiden in die großen Nervenknoten des Großhirns stößt man im Bereich des vorderen Abschnittes beider Linsenkerne und im mittelsten Teil derselben auf etwa kirschkerngroße etwas weiche Stellen, die auf der Schnittfläche etwas zurücksinken und ein leicht gelblichgraues Aussehen darbieten und feucht erscheinen. Sie sind scharf von der Umgebung abgesetzt. Diese Herde erstrecken sich bis in die mittleren Abschnitte des Linsenkernes hinein. Sonst an den Großhirnnervenknoten keine Veränderungen. Die Zeichnung ist deutlich. Die Brücke ist ebenfalls deutlich gezeichnet, blutreich, ebenso das verlängerte Mark. Das Kleinhirn ist wie das Großhirn. In den Blutleitern am Schädelgrunde locker geronnenes, dunkelrotes Blut.... Das Herz ist verhältnismäßig schlaff, die Höhlen von gewöhnlicher Weite, enthalten dunkle Gerinnsel und Speckhaut. Auf der Oberfläche des Herzens mäßig reichlich Fettgewebe. Die Höhlen sind nicht erweitert. Die Muskulatur braunrot gefärbt mit einem leichten Stich ins gelbliche, mattglänzend, beiderseits von gewöhnlicher

Dicke. Die Klappen und Auskleidung des Endokards vollständig zart. An den Vorhöfen keine Veränderungen. Die Kranzgefäße zeigen leichte Verdickungen an der Innenhaut, ebenso die große Körperschlagader, in der Brust- und Bauchschlagader zeigt die Innenhaut außerordentlich zahlreiche gelbweiße Verdickungen, die vorwiegend um die Abgangsstellen der Gefäße angeordnet sind. . . . Die Schilddrüse von gewöhnlicher Größe ist ziemlich schlaff, braunrot gefärbt, mäßig gallertig. . . . Die Milz von gewöhnlicher Größe ist schlaff. Die Kapsel etwas verdickt auf der Schnittfläche dunkelrot gefärbt,. ist nicht vorquellend, nicht abstreifbar. Milzbälkchen eben erkennbar. Die Nebennieren von gewöhnlicher Größe, die Rinde 1 mm breit, gelb gefärbt, die Marksubstanz grauweiß. Die Nieren sind ziemlich klein, von guter Konsistenz, die Oberfläche glatt, die Kapsel leicht abziehbar. An der Ober- und Schnittfläche tritt eine dunkelrote Farbe hervor. Die Zeichnung ist deutlich. Am Nierenbecken und Harnleiter keine Veränderungen. . . . Die Leber von gewöhnlicher Größe, ziemlich schlaff; an der Oberfläche braunrot gefärbt. Oberfläche glatt. Auf der Schnittfläche die gleiche Farbe wie auf der Oberfläche, es fließt viel dunkelrotes flüssiges Blut ab. . . . Pankreas schlaff, grau gefärbt, grobkörnig. . . . Im Wirbelkanal die gewöhnliche Menge klarer Flüssigkeit. Die harte Hirnhaut fühlt sich ziemlich prall an, besonders im Bereich des Brust- und unteren Halsmarkes, es findet sich eine feste Verwachsung zwischen den harten und weichen Hirnhäuten. Letztere verdickt, etwa 5 mm dick und zeigen auf der Schnittfläche eine weiße Farbe. Sie haften dem Rückenmark außerordentlich fest an, letzteres ist ziemlich derb, zeigt auf der Schnittfläche eine deutliche Zeichnung, ist mäßig blutreich. Nirgends finden sich Erweichungsherde.

Der Tod erfolgte 2 Tage nach der Vergiftung.

Die Erweichungsherde sind gegen die Umgebung noch nicht ganz scharf abgesetzt. Ihre Gestalt ist eiförmig, sie messen 7 mm bzw. 5 mm in ihrem größten Durchmesser. Der ganze um die Herde herumliegende Bezirk weißt eine sehr starke Hyperämie sämtlicher Gefäße auf. Überall sieht man zahlreiche Körnchenzellen, hauptsächlich aus den Capillaren austreten, mit Richtung auf die Erweichungsherde. An den Gefäßen in der näheren Umgebung der geschädigten Hirnpartien sind keine Veränderungen erkennbar. Im Herde selbst finden sich einige größere Blutungen, bei denen man jedoch ihren Ursprung nicht genau bestimmen kann. Neben diesen sind auch Diapedesisblutungen in die perivasculären Lymphräume und ihre nähere Umgebung vorhanden. Dazu kommen noch Blutungen, die aus Zerreißungen kleinerer Gefäße — es handelt sich meist um kleinere Venen oder größere Capillaren — entstanden sind. Hier zeigen die Gefäße bereits eine leichte Quellung der Wände, hauptsächlich der Intima und Media. Die Zellkerne sind nicht mehr gut färbbar, zum Teil auch schon zerstört. Der Zelleib ist gequollen und glasig durchscheinend. Auf Sudanpräparaten läßt sich auch bereits eine leichte Verfettung der Intima und der Capillarendothelien nachweisen. Die Elastica zeigt sich auf spezifischen Färbungen in den Gefäßen der Umgebung des Herdes unverändert. In den im zerstörten Gebiet liegenden Gefäßen sieht man die elastischen Fasern gequollen und zusammengebacken, eine Unterscheidung der einzelnen Fasern ist nicht mehr möglich. Infolge der Quellung hat sich die Elastica auch stärker als normal gefältelt; zum Teil ist auch die Intima von ihr abgehoben und in das Lumen der Gefäße gedrängt.

Die Nervenelemente sind im Erweichungsherd bereits ziemlich zerstört. Die Ganglienzellen weisen zerbröckelte Kerne auf und einen geschrumpften Zelleib. Einige zeigen auch Vakuolen, ihre Kerne sind kaum mehr erkennbar. Ihre Fortsätze sind gequollen, und die dreieckige Form hat sich kugelig umgewandelt. Sudanpräparate lassen hier eine ausgedehntere Verfettung als an den Gefäßen erkennen. Das Fett sitzt hauptsächlich neben den Kernen, weniger an dem Rand der Ganglienzellen. Präparate nach Weigert, übrigens ebenso Hämatoxilin-Eosin-Präparate lassen schon makroskopisch einen helleren Herd von der oben erwähnten Größe erkennen. In der Umgebung der Erweichung zeigen sich die Nervenelemente unversehrt; im Herde selbst ist nur noch ein Gewirr von gequollenen und aufgefaserten Markscheiden zu erkennen. Auch Weigert-Präparate lassen die an den Ganglienzellen vorgegangenen schweren Veränderungen nachweisen. Auf Fettfärbungen ist das ganze erweichte Gebiet mit größeren und kleineren Fettropfen übersät, diese sind massenhaft in den Trümmern und Resten der Markscheiden und Achsenzylinder nachzuweisen. Ebenso sieht man in diesem Bezirk zahlreiche Fettkörnchenzellen.

Das Rückenmark zeigt ebenso wie das Gehirn eine starke Blutfülle. Im Brustmark kann man zwei capilläre Rhexis-Blutungen wahrnehmen. Die eine liegt an der vorderen Grenze zwischen rechtem Vorderhorn und weißer Substanz, die andere etwa in der Mitte des linken Vorderhorns. In den übrigen Abschnitten — soweit sie untersucht sind — lassen sich keine weiteren Blutungen feststellen. Durch das ganze Rückenmark hindurch läßt sich eine leichte Quellung und Verfettung der Markscheiden verfolgen, ebenso ist eine geringe Verfettung sämtlicher Gefäße bemerkbar. Diese läßt folgende Anordnung erkennen. Die Intima ist mit feinsten Fettröpfchen, die nach dem Lumen zu angeordnet sind, umsäumt, während in anderen Schichten vereinzelt größere Fettropfen liegen. Die Capillaren sind unregelmäßig von dieser Verfettung betroffen, sie weisen bald große, bald kleine, bald kleinste Fettkugeln auf. Im großen und ganzen ist hier die Verfettung etwas größer als an den anderen Gefäßen. Körnchenzellen sind nicht in der Menge wie im Gehirn vorhanden, jedoch sind sie entschieden etwas vermehrt.

Die Ganglienzellen weisen fast durchweg Schädigungen auf. Auf Sudanpräparaten erkennt man zunächst eine Verfettung, die je nach dem Grade die verschiedensten Bilder aufweist. Einige Zellen sind nur leicht verfettet, zeigen etwas Fett in der Nähe des Kernes, während andere fast vollständig der Verfettung anheimgefallen sind. Es sind fast alle Übergänge vertreten. Hämatoxilin-Eosin-Präparate, ebenso Färbungen nach Weigert lassen teils schwer färbbare, teils zerstörte Ganglienkerne dargestellt erscheinen. Neben den Zellen selbst sind auch ihre Fortsätze geschädigt, sie sind gequollen oder geschrumpft. Dasselbe ist auch von der Form einzelner Zellen zu sagen. Es zeigen sich hier ähnliche Bilder wie im Gehirn. — Degenerationen einzelner Bahnen sind auf Weigert-Präparaten nicht nachweisbar.

Schilddrüse: Normaler Kolloidgehalt, Hyperämie. Lunge: Ödem, Pneumonie (rote Hepatisation). Herz: Verfettung mittleren Grades des Herzfleisches, keine Gefäßveränderungen. Leber: Ausgedehnte großtropfige Verfettung des Leberparenchyms, Verfettung einzelner Gallengänge, Gefäße normal. Milz: Stauung. Niere: Hyperämie der Capillaren, trübe Schwellung, sehr geringe Verfettung der Tubuli contorti in unmittelbarer Umgebung der Glomeruli, Verfettung einzelner Harnkanälchen, teilweise Verfettung und Verdickung einzelner kleiner Gefäße. Nebenniere: Hyperämie, normaler Lipoidgehalt.

Fall 3. J. J., 53 J., Arbeiterin, 9. IV. 1918 bis 11. IV. 1918 Ex. let. 314/1918. Klin. Diagnose: Leuchtgasvergiftung, Pneumonie.

Anamnese: J. wird bewußtlos eingeliefert. Die Tochter gibt an, daß ihre Mutter schon längere Zeit schlecht rieche, sich in der Küche etwas auf Gas gewärmt habe und den Geruch des ausströmenden Gases nicht bemerkt habe. Sie habe die ganze Nacht im Gasgeruch gelegen.

Befund: Für ihr Alter noch gut genährte kräftige Frau. Kein Ödem, kein Exanthem.

9. IV. Völlige Bewußtlosigkeit. Beschleunigte Atmung, angestrengt. Gesicht stark gerötet. Zunge feucht, etwas belegt. Rachenorgane stärker gerötet. Thorax normal gebaut. Lungengrenzen normal, überall großblasiges, grobes Rasseln, untermischt mit Giemen. Cor: Grenzen nicht verändert, Herztöne von Lungengeräuschen überdeckt. Puls beschleunigt, leicht unregelmäßig. Abdomen: o. B. Blase gefüllt, muß mit Katheter entleert werden. Urin: E —, Z —. Nervensystem: Augen krampfhaft geschlossen, Pupillen rund klein, reagieren etwas auf Licht. Hirnnerven: o. B. Bauchdeckenreflexe fehlen. Patellarreflexe normal. Kein Babinski. Geringe Spasmen der Muskulatur der Extremitäten.

10. IV. Venaepunctio: 450 ccm Blut; Coffein.

10. IV. Unter zunehmendem Lungenödem und Herzinsuffizienz Exitus letalis.

J. J., S. N. 314/18. 11. IV. 18. Obduzent: Geh. Rat Schmorl.

Sektionsdiagnose: Abgelaufene Kohlenoxydgasvergiftung. Symmetrische Erweichungsherde in beiden Linsenkernen. Pneumonie im linken Unterlappen. Blutüberfüllung der Unterleibsorgane. Geringe Sklerose der Bauchaorta. Magenkatarrh, Atrophie der Genitalien.

Befund: Kleine kräftiggebaute weibliche Leiche. . . . Totenstarre erhalten. . . . Im Längsblutleiter finden sich lockere Gerinnsel und flüssiges Blut. Die harte Hirnhaut ist nicht besonders stark gespannt, durchscheinend. Die Innenfläche sehnig glänzend. Die Windungen und

Kurve zu Fall 3.

Furchen des Großhirns von gewöhnlicher Breite. Die Gefäße der weichen Hirnhäute sind bis in die feineren Verzweigungen stark gefüllt. Die weichen Hirnhäute sind durchscheinend zart. An der Unterfläche des Gehirns sind die Schlagaderäste zartwandig. An den Nerven keine Veränderungen. Die Gehirnkammern
von gewöhnlicher Weite, enthalten die gewöhnliche Menge klare Flüssigkeit, die
Auskleidung ist vollständig zart.

Die weiße Substanz des Großhirns ist trocken glänzend und läßt
ziemlich zahlreiche, größtenteils abstreifbare Blutpunkte erkennen,
vereinzelte lassen sich nicht abstreifen. Die Rinde ist graurötlich
gefärbt, etwas verbreitert und quillt ziemlich stark vor.

Beim Durchschneiden der großen Nervenknoten zeigt sich auf der
linken Seite in den vorderen Abschnitten des inneren Gliedes des
Linsenkernes ein etwa erbsengroßer gelber Herd, der ziemlich scharf
umschrieben ist. In seinem Bereich ist die Gehirnsubstanz in eine
weiche gelbrötliche Masse verwandelt, die auf der Schnittfläche
zurücksinkt. Entsprechend ist auf der rechten Seite ein gut kirschkerngroßer Herd, der ebenfalls aus weißlicher Gehirnsubstanz besteht,
scharf umschrieben und läßt eine mehr dunkelgraurote Farbe erkennen. Der Herd ist auf das innere Glied des Linsenkerns beschränkt.
Sonst an den Nervenknoten des Gehirns keine Veränderungen....
In den Blutleitern lockeres Gerinnsel.... Das Herz ist von gewöhnlicher Größe.... Enthält dunkelrotes, nicht besonders auffällig gefärbtes Blut
und teilweise auch Gerinnsel. Die Muskulatur ist kräftig, braunrot gefärbt, ohne
Herderkrankungen.... Die Schilddrüse ist braunrot gefärbt, ziemlich schlaff, auf
der Schnittfläche leicht gallertig.... Die Milz wiegt 100 g, ist etwas schlaff, die
Kapsel gefältelt und bräunlichrot gefärbt, auf der Schnittfläche quillt das Gewebe
nicht vor, ist nicht abstreifbar, braunrot gefärbt; Milzbälkchen sind eben erkennbar. Von der Schnittfläche fließt nur wenig dunkelrotes flüssiges Blut ab. Die
Nebennieren sind ziemlich groß, derb. Die Nebennierenrinde ist gelb gefärbt,
ziemlich breit, Marksubstanz reinweiß gefärbt.

Die linke Niere wiegt 120 g, die rechte 100 g. Beide Nieren sind von mäßig
fester Konsistenz, die Kapsel leicht abziehbar, die Oberfläche glatt hellgraurot gefärbt. Auf Schnittfläche ist die Rinde von gewöhnlicher Breite, hellgraurot gefärbt,
deutlich gezeichnet, läßt wenig Blut hervortreten; die Marksubstanz ist etwas
dunkler gefärbt als die Rinde. Am Nierenbecken keine Veränderungen. Die
Nierenrinde hat eine Breite von 0,6 cm.

Die Leber wiegt 1650 g, sie zeigt eine mäßig feste Konsistenz, die Oberfläche
ist glatt, dunkelgraubraunrot gefärbt. Auf der Schnittfläche die gleiche Farbe,
hier und da treten etwas verwaschene dunkelrote Flecke hervor. Die Zeichnung
ist deutlich. Von der Schnittfläche fließt mäßig reichlich dunkelrotes, flüssiges
Blut ab....

Der Tod erfolgte $2^1/_2$ ($3^1/_2$) Tage nach der Vergiftung.

Auch hier sind die Erweichungsherde noch nicht ganz scharf gegen
die Umgebung abgesetzt. Der Herd links weist 5 mm, der rechte 3 mm
im Durchmesser auf.

Zunächst bemerkt man eine sehr starke Hyperämie im Bereich der
Herde, alle Gefäße sind strotzend gefüllt. Über den ganzen Bezirk sind
zahlreiche Körnchenzellen, die meist aus den Capillaren stammen,
verteilt. Sie zeigen alle in Richtung auf den Erweichungsherd. An den
Gefäßen in der Umgebung der geschädigten Hirnpartie ist nichts Pathologisches nachweisbar. Im Herde selbst zeigen die Gefäße das schon oben

ausführlich beschriebene anormale Aussehen. In dem vorliegenden Falle kommt noch eine weitere Steigerung dazu. Diese macht sich an einigen, hauptsächlich größeren, Gefäßen in Form einer kleinzelligen Infiltration bemerkbar. Dazu zeigt die Elastica außer den schon im vorhergehenden Falle beschriebenen Veränderungen noch folgendes Bild. Sie beginnt, an einigen Stellen bereits kleine, oft kaum wahrnehmbare, tiefdunkelblaue Körnchen aufzuweisen. Man sieht also hier bereits die beginnende Verkalkung. Auf Sudanpräparaten läßt sich eine Verfettung der Gefäße nachweisen. Diese zeigt jedoch gegen den vorigen Fall insofern einen Fortschritt, als neben der Intima auch die Media von der Verfettung betroffen wird. Das Fett ist als mittelgroße und kleine Tropfen in den Zellen erkennbar. Vereinzelt lassen sich auch im Erweichungsherde Gefäßzerreißungen mit Blutungen in die Umgebung nachweisen. Auch hier handelt es sich meistens um kleine Venen oder Capillaren.

Von den Ganglienzellen ist zu erwähnen, daß sie neben den bereits im vorhergehenden Fall beschriebenen Veränderungen folgendes darbieten. Einzelne Zellen sind etwa auf ein Drittel ihrer ursprünglichen Größe geschrumpft, ihre Fortsätze verschwunden, ebenso der Kern. Um die Ganglienzelltrümmer legen sich Häufchen von 6—8 Körnchenzellen. Die Leiber und Kerne dieser Ganglienzellreste zeigen, soweit sie noch erkennbar sind, ab und zu tiefblaue kleine spitzige Körnchen. Dagegen liegen andere Ganglienzellen wieder vollständig allein, allerdings sind diese bereits vollkommen zerstört. Die Zelle ist ganz homogen durchscheinend, Kern und Protoplasma nicht mehr voneinander zu trennen, dazu läßt sie sich schlecht färben, so daß sie in manchen Fällen sich kaum noch von ihrer Umgebung abhebt. Auf Weigert-Präparaten sieht man schon makroskopisch — ähnlich wie bei Fall 2 — eine Aufhellung, die den Erweichungsbezirk angibt. Mikroskopisch läßt sich eine Rarefikation der nervösen Elemente deutlich zeigen, insbesondere erkennt man auch hier die überaus schweren Schädigungen der Ganglienzellen. Markscheiden sind nur noch in Bruchstücken zu sehen; Fettfärbung zeigt hier ein Übersätsein mit Fettöpfchen. Dazu kommen noch zahlreiche Körnchenzellen.

Lunge: Hyperämie, Ödem, Pneumonie. Herz: Capilläre Hyperämie, Verfettung der Media der mittleren und kleineren Gefäße, leichte Verfettung des Herzfleisches. Leber: Verfettung des Parenchyms, capilläre Hyperämie, keine Verfettung der Gefäße. Milz: Chronische Stauung, Sklerose der Milzgefäße. Niere: Trübe Schwellung, Henlesche Schleifen, Schaltstücke und Harnkanälchen stellenweise ziemlich stark verfettet, Hyperämie der Glomeruli und Capillaren.

Fall 4. J. M., 26 J., Spritzerin, 20. II. bis 22. II. 20. S. N. 172/20. Klin. Diagnose: Gasvergiftung (?), Linsenkernerweichung.

Anamnese: In bewußtlosem Zustand eingeliefert, soll vor 2 Tagen bewußtlos in der Wohnung liegend aufgefunden worden sein, Verdacht auf Vergiftung.

Befund: Mittelgroß, grazil gebaut, ausreichender Ernährungszustand.

20. II. Gesicht leicht cyanotisch. Völlig bewußtlos. Pupillen mittelweit, reagieren auf Licht, Konjunktivalreflex +. Zunge feucht, etwas belegt, Gebiß in gutem Zustand, Mund fest zusammengepreßt. Hals: Drüsen nicht palpabel, ganz leichte Struma. Mammae wenig entwickelt. Lungen: keine Dämpfung, einige bronchitische Geräusche über den Unterlappen. Herz: Dämpfung nicht verbreitert, Töne rein, Aktion regelmäßig. Abdomen: o. B. Reflex: Patellar- und Achillessehnenreflex, Fußsohlenreflex beiderseits +, leichte Steifigkeit der Extremitäten. Magenspülung: kein abnormer Inhalt. Läßt unter sich.

21. II. Noch bewußtlos. Extremitäten zeitweise steif, zeitweise erschlafft, Kornealreflex +. Im Blut spektroskopisch CO-Hämoglobin nicht nachweisbar.

22. II. Ohne wesentliche Änderung des Zustandes vorm. 10 Uhr Exitus letalis:

J. M., 26 J., Spritzerin. 22. II. 20. 23. II. Sektion. S. N. 172/20. Obduzent: Frl. Pilling.

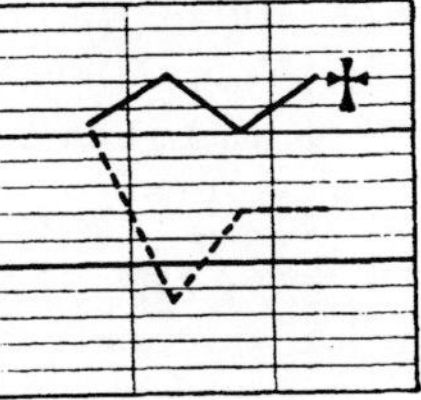

Kurve zu Fall 4.

Sektionsdiagnose: Symmetrische Erweichungsherde in beiden Linsenkernen, Hyperämie des Gehirns, Leuchtgasvergiftung; parenchymatöse Degeneration der Nieren, Lipoidarme Nebennieren, Bronchopneumonie in beiden Mittellappen, eitrige Bronchitis, fibrinöse Pleuritis, Struma colloides, Verwachsung der Leber mit dem Zwerchfell, Hyperämie der Leber, volle Blase.

Befund: ... harte Hirnhaut mäßig gespannt, sehnig glänzend, in den Längsblutleitern flüssiges Blut. Weiche Häute zart, ohne Beläge, durchsichtig. Gefäße der Hirnbasis zart, keine Thromben. Großhirngefäße bis in die feinsten Verzweigungen stark gefüllt. In den Zentralganglien ist die Zeichnung durchweg deutlich, bis auf das mittlere Glied des Linsenkernes beiderseits — äußeres Glied des Globus pallidus —; hier ist das Gewebe in etwa Kirschkerngröße in eine hellbräunliche Masse verwandelt, die auf der Schnittfläche etwas zurücksinkt. Diese Herde sind gegen die Umgebung scharf abgesetzt. Sonst finden sich zahlreiche gut abspülbare Blutpunkte.... Rückenmark: weiße und graue Substanz gut unterscheidbar.... Herz normalgroß, Fleisch blaß, Papillarmuskeln blaß, Klappen keine Auflagerungen, schließen gut. Kranzgefäß-Innenhaut zart.... Schilddrüse vergrößert, gallertig, jeder Lappen kleinapfelgroß.... Milz normal groß, Pulpa leicht abstreifbar, Nebennieren lipoidarm. Nieren: Kapsel leicht abziehbar, sehr starke Durchblutung, Markstrahlen deutlich sichtbar, von leicht weißlicher Farbe.... Leber: starke Verwachsung mit dem Zwerchfell, sehr blutreich, Läppchenzeichnung mäßig deutlich....

Der Tod erfolgte $2\frac{1}{2}$ ($4\frac{1}{2}$) Tage nach der Vergiftung.

Im großen und ganzen bietet dieser Fall dasselbe Bild wie der vorhergehende. Der Durchmesser der Herde beträgt hier 5 mm. Hier ist die Anhäufung von Körnchenzellen um die geschädigten Ganglienzellen noch deutlicher. Die Gefäße weisen hier nicht so weitgehende Veränderungen auf. Man erkennt eine kleinzellige Infiltration und Verfettung der Media und Intima. Jedoch sind diese noch nicht so ausgesprochen wie im vorhergehenden Fall. Ebenso zeigt die Media der im Herd liegenden Gefäße Quellung und Verminderung ihrer elastischen Fasern.

Dagegen sind Einlagerungen von kleinen dunkelblauen Körnern in die Media nicht erkennbar.

Der mikroskopische Befund am Rückenmark zeigt große Übereinstimmungen mit dem des Falles 2. Außerdem sind aber hier im Rückenmark in verschiedenen Höhen Blutungen wahrnehmbar, die durch Zerreißung von Capillaren entstanden sind. Diese Blutungen sind folgendermaßen lokalisiert. Die eine — beide sind etwa gleich groß 50—60 μ — liegt an der vorderen rechten Grenze zwischen weißer und grauer Substanz, während die andere etwa in dem Übergang vom Vorder- zum Hinterhorn links ihren Sitz hat. Niere: Capilläre Hyperämie, trübe Schwellung, mäßige Verfettung der gewundenen Harnkanälchen und Glomeruli, beginnende der Bowmanschen Kapsel.

Fall 5. A. G., 33 J., Verkäuferin, 3. IX. eingeliefert, 6. IX. 19 Ex. let.

Klin. Diagnose: Akute Encephalitis nach Gasvergiftung. Bronchopneumonie.

Anamnese: Eingeliefert wegen Gasvergiftung.

4. IX. Befund: Kräftiges gut genährtes Mädchen. Haut: Feucht, Puls klein, weich. Sensorium tief benommen. Ab und zu tonische Krämpfe in den Armen. Spasmen. Augen pendeln hin und her, Pupillen eng, reagieren nicht auf Licht.

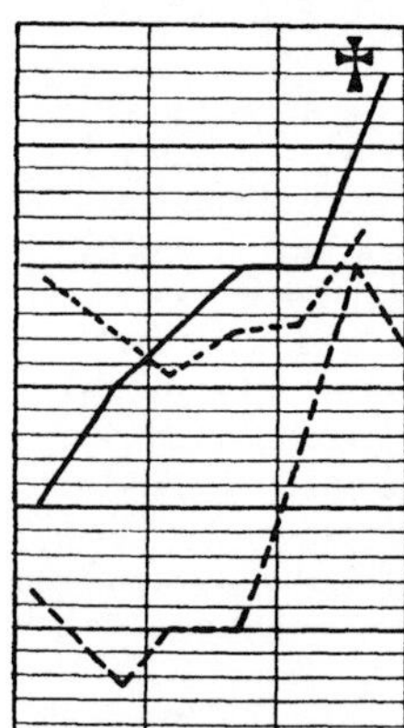

Kurve zu Fall 5.

Mundorgane: o. B. Lungen geringe Bronchitis. Cor, Abdomen: o. B. Sehnenreflexe lebhaft, Babinski +. Retentio urinae. Sauerstoff, Coffein.

5. IX. Am Morgen keine Änderung des Befindens. Am Abend Koma. Über den Lungen Bronchopneumonie. Trachealrasseln, Cheyne-Stokesches Atmen.

6. IX. Exitus let.

Sektion 8. IX. 19. S. N. 750/19. Obduzent: Dr. Schultz.

Sektionsdiagnose: Hämorrhagische Encephalitis nach Leuchtgasvergiftung. Symmetrische Erweichungsherde in beiden Linsenkernen. Multiple katarrhalische Pneumonien in beiden Lungen. Bronchitis. Tracheitis. Tuberkulose im rechten Spitzenbronchus. Beginnende Pleuritis. Geringe Kolloidstruma. Thymus persistens. Magenkatarrh. Parenchymatöse Degeneration der Leber und des Herzfleisches. Geringer Milztumor. Geringe paren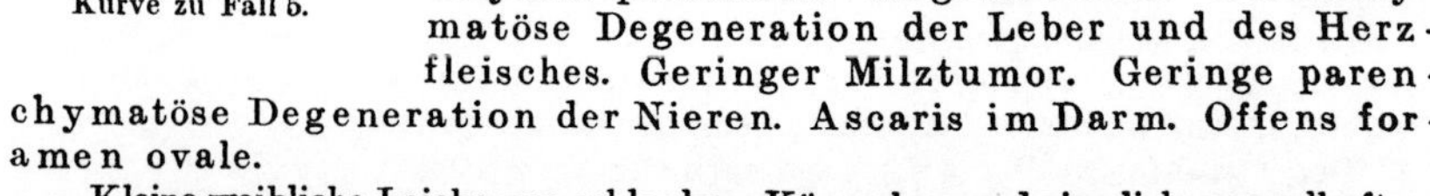chymatöse Degeneration der Nieren. Ascaris im Darm. Offens foramen ovale.

Kleine weibliche Leiche von schlankem Körperbau und ziemlich mangelhaftem Ernährungszustand. Haut blaß mit leicht gelblichem Farbton. Totenflecke in den abhängigen Partien. Fettgewebe gering entwickelt. Muskeln wenig entwickelt, von dunkelroter Farbe. . . . Harte Hirnhaut, Innenfläche glatt und spiegelnd. Blutleiter mit flüssigem Blut und Gerinnseln gefüllt. Weiche Häute zart und durchscheinend, bis in die mittleren Gefäße gefüllt. Gefäße der Hirnbasis zart. Großhirnwindungen gut ausgeprägt. Auf der Schnittfläche des Balkens, des Stabkranzes und der Zentralganglien zahlreiche kleinste Blutpunkte von dunkelroter Farbe, welche sich nicht durch Abstreifen entfernen lassen. Gehirnhöhlen zart, mit klarer Flüssigkeit gefüllt. In dem mittleren Abschnitt beider Linsenkerne an symmetrischen Stellen je ein etwa erbsengroßer graugelblicher, weicher, auf der Schnittfläche etwas einsinkender Herd. Kleinhirn, Brücke, verlängertes Mark normale Zeichnung. Rückenmark zeigt keine Veränderungen. ... Herz: Größe, eben der Leichenfaust entsprechend, Herzmuskel sehr schlaff, von leicht getrübter rötlichbrauner Farbe. Keine Erweiterung oder Verdickung der Herzhöhlen, enthalten flüssiges Blut von dunkelroter Farbe und Speckgerinnsel. Lipoidflecke im vorderen Mitralsegel. Klappen sonst zart und frei beweglich. Kranzgefäße zart. In der Intima der vorderen Kranzarterie gelbliche Flecken. Ganz geringe Fleckenbildung und Verdickungen in der Aortenintima in der Nähe der Aortensegel und der Abgangsstellen der Intercostalarterien. Thymus geringe Reste vorhanden. ... Schilddrüse: Die Schnittfläche ist von gleichmäßiger Beschaffenheit, zeigt etwas Kolloid und ist von bräunlichroter Farbe. ... Milz mäßig vergrößert, mäßig derb, von dunkelroter Farbe, Pulpa wenig abstreifbar. Nebennieren ziemlich lipoidreich. Nieren: Größe regelrecht. Kapsel ziemlich schwer abziehbar. Oberfläche glatt, Parenchymzeichnung deutlich, Farbe etwas trüb graurot. Rinde nicht verbreitert, nicht vorquellend. ... Leber: Größe regelrecht, Läppchenzeichnung deutlich, Farbe braunrot, reichlich Blutgehalt. ...

Der Tod erfolgte etwa 3 Tage nach der Vergiftung.

Hier sind die Erweichungsherde scharf gegen die Umgebung abgesetzt. Die Körnchenzellen sind in der Umgebung des Herdes massenhaft vorhanden, jedoch sind auch im Herde selbst wesentlich mehr als im vorhergehenden Fall. Überall herrscht eine starke Hyperämie. Kleinzellige Infiltration und Zerreißungen der Gefäße sind bemerkbar. Und zwar liegen diese Gefäße um den Erweichungsherd herum bzw. in ihm selbst. An den am Erweichungsherd gelegenen Gefäßen bemerkt man, daß die Media eine Auffaserung und Quellung ihrer elastischen Fasern und vereinzelt kleine dunkelblau erscheinende Körnchen aufweist. Diese Ablagerungen beschränken sich nur auf die Media. Neben der kleinzelligen Infiltration zeigen die Gefäßwände noch folgendes. Auf Sudanpräparaten läßt sich eine mäßig starke Verfettung der gesamten Media und Intima erkennen, auch die Adventitia ist leicht befallen. Die Intima ist im ganzen gequollen, ihre Kerne schlecht färbbar und die einzelnen Zellgrenzen verwaschen. Die Zellen sind teilweise miteinander verklumpt. Abgestoßene Intimazellen liegen im Gefäßlumen. Die Media zeigt auch hier wieder die Fältelung; dadurch ist die Verbindung mit der Intima teilweise gelöst. Manchmal ist sogar die Verbindung der beiden Schichten überhaupt kaum mehr vorhanden. Die Adventitia ist verhältnismäßig am wenigsten ergriffen. Auch hier läßt sich neben der Verfettung trübe Schwellung der Zellen erkennen, jedoch sind hier die Veränderungen lange nicht wie in den beiden anderen Schichten.

Das Nervengewebe im Erweichungsherd selbst ist stark rarefiziert, von Ganglienzellen sind nur noch spärliche Überreste vorhanden. Auch in der näheren Umgebung fällt ihr eigentümliches Aussehen auf. Sie sind geschrumpft, das Protoplasma zeigt Vakuolenbildung, ihre Gestalt ist kugelförmig geworden. Der Kern ist in meisten Fällen noch gut erkennbar.

Das Rückenmark bietet im großen und ganzen dasselbe Bild wie Fall 2.

Lunge: Ödem, Hyperämie, Pneumonie. Leber: Hyperämie, ziemlich starke Verfettung des Parenchyms. Herz: Mäßig starke Verfettung des Herzfleisches. Milz: Stauung. Niere: Mäßige Verfettung der Schaltstücke und Harnkanälchen, Hyperämie, trübe Schwellung. Nebenniere: Ziemlich lipoidreich, Hyperämie. Pectoralis: Geringe Verfettung der Muskelfasern.

Fall 6. B. W., 64 J., Arsenalarbeiter, 8. IV. 19 eingeliefert, 10. IV. Ex. let. S. N. 515/19. Klin. Diagnose: Gasvergiftung.

Anamnese: Wird benommen eingeliefert, soll an Gasvergiftung leiden. Das Gaslicht sei ausgelöscht infolge schlechten Druckes. Der Hahn habe die ganze Nacht aufgestanden. Nach Aussagen der Verwandten sei Pat. früher nie krank gewesen.

Befund: Trachealrasseln, reagiert nicht auf Anruf.

8. IV. Patellarreflexe +. Achillessehnenreflexe schlecht auslösbar. Kein Babinski. Pupillen gleich, groß, reagieren nicht auf Lichteinfall, Arcus senilis. Über den Lungen keine Dämpfung wahrnehmbar, diffus bronchitische Geräusche hörbar. Urin: E. tr., Z—. Campher, Coffein, Sauerstoff.

9. IV. Zustand verschlechtert sich mehr und mehr.

10. IV. Temperatursteigerung: läßt unter sich. Exitus let. am späten Nachmittag unter zunehmender Herzschwäche.

Sektion 12. IV. 1919. S. N. 515/19. Obduzent: Frl. Boner.

Klin. Diagnose: Leuchtgasvergiftung.

Sektionsdiagnose: Abgelaufene Leuchtgasvergiftung (3 Tage alt). Symmetrische Erweichungsherde im mittleren Teil beider Linsenkerne. Geringe hämorrhagische Encephalitis. Hyperämie der Lungen und Ödem. Katarrhalische Pneumonie in beiden Unterlappen. Bronchitis. Tracheitis. Schlaffes Herz. Sklerose der Kranzgefäße und der Aorta. Fettablagerungen an den Lungenrändern beider Unterlappen. Saure Erweichung des Magens. Akute Milzschwellung. Atteriosklerotische Narben in der linken Niere.

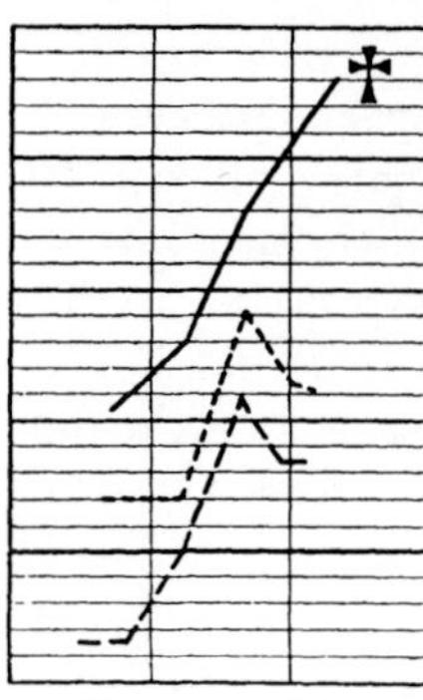

Kurve zu Fall 6.

Befund: ... Muskeln kräftig, rot.... Harte Hirnhaut mäßig gespannt, Innenfläche sehnig glänzend, Blutleiter enthalten wenig flüssiges Blut. Weiche Häute zart, durchscheinend. Blutfüllung bis in die mittleren Äste. Gefäße der Hirnbasis zartwandig. Hirnnerven auf dem Durchschnitt weiß. Großhirn von entsprechender Größe. Hirnwindungen und Flächen gehörig. Rinde graurosa. Mark weiß feucht. Auf der Schnittfläche einige nicht abspülbare Blutpunkte. Im mittleren Teil des Linsenkerns beiderseits symmetrisch kirschkerngroße hellgraugelbe Erweichungsherde. Kleinhirn, verlängertes Mark und Brücke bieten keine Besonderheiten. Herz sehr schlaff, rotbraun.... Kranzgefäße in der Innenhaut wenig gelbe Einlagerungen, Große Gefäße in der Innenhaut leicht erhabene gelbe Einlagerungen. Milz groß, dunkelrot, weich, Pulpa abstreifbar. Nebennierenrinde gelb. Nieren... Rinde nicht verbreitert.... Zeichnung deutlich.... Leber von gewöhnlicher Größe. Oberfläche braunrot, glatt, Konsistenz derb. ...

Der Tod erfolgte 3 Tage nach der Vergiftung.

Der Erweichungsherd ist auf den Präparaten schon makroskopisch scharf gegen die Umgebung abgesetzt. Er ist rund und mißt 5 mm im Durchmesser. An der einen Seite des Herdes liegen, schon mit dem bloßen Auge deutlich erkennbar, einige größere Blutpunkte. Sie erweisen sich als Zerreißungsblutungen aus kleineren Venen. Die größte Blutung mißt etwa 0,5 mm. Sämtliche Gefäße in der Umgebung des Herdes sind stark hyperämisch. Sie zeigen keine abnorme Beschaffenheit. Die Gefäße jedoch, die in unmittelbarer Umgebung des Herdes liegen, sind folgendermaßen verändert: Ebenfalls ist wieder eine kleinzellige Infiltration erkennbar, die Adventitia weist eine starke Quellung auf, sie ist fast durchsichtig und nur ganz leicht hellblau gefärbt. Kerne sind kaum noch wahrnehmbar. Die Media ist ganz dunkelblau, man sieht große, tiefblau gefärbte Brocken, die ganz leicht miteinander zusammenhängend einen Ring bilden und die Stelle der ehemaligen Media einnehmen. Von elastischen Fasern ist nichts mehr zu erkennen. Die Intima ist an einigen Stellen auffallend gut erhalten, im allgemeinen ist sie jedoch den gleichen Zerstörungen anheimgefallen wie im vorhergehenden Falle. Sudanpräparate weisen eine starke Verfettung sämtlicher drei Schichten auf. Auf Übersichtspräparaten erkennt man, daß diese in der oben geschilderten Weise veränderten Gefäße um den Erweichungsherd angeordnet sind bzw. in ihm selbst liegen. Ihre Blutfülle ist nicht besonders stark. Die beschriebenen Veränderungen bieten hauptsächlich die größeren und mittleren Gefäße dar; die Capillaren zeigen außer einer beträchtlichen Verfettung ihres Endothels im allgemeinen keine weiteren Veränderungen. An einzelnen kann man allerdings tiefblaue Einlagerungen erkennen, die ihre Wand keulenförmig auftreiben, ebenso sieht man an manchen Kapillaren sehr zahlreiche Körnchenzellen. Die Capillaren sind überdies ziemlich hyperämisch. Im ganzen Gebiet sieht man massenhaft Körnchenzellen.

Auf Weigert-Präparaten ist dort, wo der Erweichungsherd liegt, eine starke Aufhellung nachzuweisen. Es finden sich nur noch Reste von Ganglienzellen und Markscheiden, um die Körnchenzellen angeordnet sind.

Außer dem großen Erweichungsherd sind noch zwei kleine, etwa $^3/_4$ mm im Durchmesser haltende, kreisrunde Herde, die auch scharf umschrieben sind, vorhanden. Sie sind etwa 2 mm von dem großen Herd entfernt. In ihnen liegt ungefähr in der Mitte eine mittelgroße Arterie, die folgendes Aussehen darbietet. Von ihrem eigentlichen Aufbau sind nur noch die drei Schichten als drei dunkelblaue, durch einen feinen Spalt voneinander getrennte Ringe zu erkennen. Diese Ringe weisen auch untereinander Lücken auf. Ein Lumen ist kaum mehr vorhanden (Abb. 1). In ihm liegen ein paar rote Blutkörperchen. Die um das Gefäß liegenden Nervenelemente sind als solche nicht mehr zu erkennen. Nur einzelne, ziemlich blutreiche Capillaren sind eben noch zu sehen, dazu treten noch Fettkörnchenzellen. Sudanpräparate lassen hier eine enorme Verfettung aller drei Gefäßschichten dieser Arterie nachweisen, auch das Endothel der Capillaren ist in starkem Maße verfettet. In dem kleinen Herd liegen noch zahlreiche große und kleine Fettkugeln. Auffallenderweise zeigt auch schon das zwischen dem großen und den beiden kleinen Herden liegende Gewebe Veränderungen. Zunächst ist eine starke Hyperämie um die kleinen Herde vorhanden.

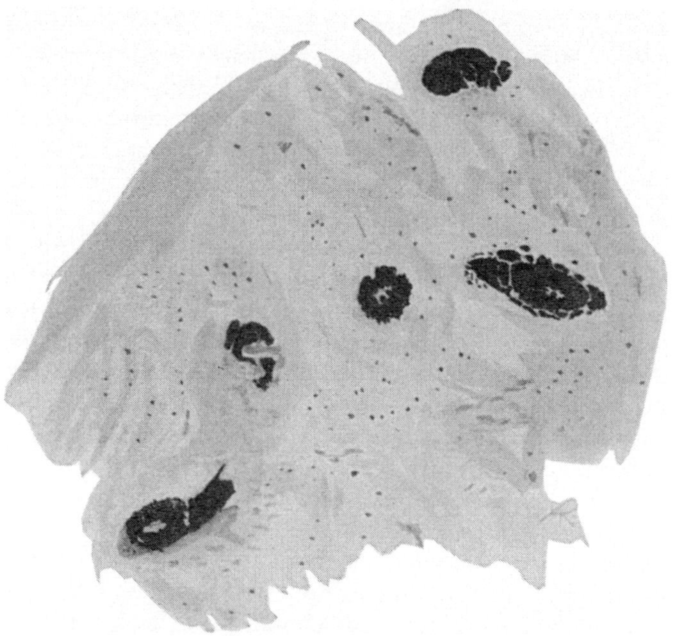

Abb. 1. Fall 6. Vollständig verkalkte Gefäße im Erweichungsherd (Arterien). Von der Gehirnsubstanz sind Einzelheiten nicht mehr zu erkennen. Tod trat 5 Tage nach erfolgter Vergiftung ein. Hämatoxilin Eosin. Zeiss Obj. 4 Ok. A.

Dann zeigt sich, daß die Gefäße, die im Zwischenraum zwischen den Herden liegen, auch schon verändert sind. Und zwar ist die eigentliche Media nicht mehr zu erkennen, an ihrer Stelle ist ein dunkelblauer Ring. Auch Adventitia und Intima weisen schon kleine blaue Bröckel und Körnchen auf. Die Verfettung dieser Gefäße sowie die der Capillaren ist schon recht erheblich.

Die Nervenelemente sind gelichtet, die Markscheiden gequollen und zum Teil schon zerstört, auch die Ganglienzellen lassen die schon erwähnten Entartungserscheinungen ganz deutlich erkennen. Dasselbe Bild bietet der zweite kleine Herd.

Fall 7. M. N., 62 J., Wirtschafterin, 9. IX.—13. IX. 19. (S. N. 759/19). Klin. Diagnose: Leuchtgasvergiftung.

Anamnese: Pat. wird bewußtlos eingeliefert. War angeblich eine Nacht und einen Tag im geschlossenen Zimmer gelegen, in dem Leuchtgas aus offenem Hahn ausströmte.

Befund: Ziemlich gut genährte Frau. Bewußtsein völlig erloschen. Lautes Schnarchen, Gesicht hochrot, Hände bläulich kalt. Pupillenreaktion erloschen, Periostsehnenreflexe erloschen. Herz- und Lungenbefund o. B. Th. Aderlaß 350 ccm. NaCl 900 ccm. Campher.

10. IX. Blut kirschrot, die beiden Absorptionsstreifen zwischen D und E aneinandergerückt. Die beiden Streifen verschwinden bei Zusatz von reduzierenden Flüssigkeiten nicht. Trachealrasseln, hochgradige Cyanose. Pat. läßt unter sich. Aderlaß 350 ccm, NaCl 900 ccm, Ätherinjektion, Coffein, Campher.

11. IX. Rechter Mittel- und Unterlappen Dämpfung, abgeschwächtes Atmen. Knisterrasseln, starkes Einziehen in Halsgegend.

12. IX. Aderlaß 300 ccm, NaCl 500 ccm, Campher, Coffein.

13. IX. 5 Uhr 10 Minuten vorm. Exitus, ohne daß Pat. das Bewußtsein wiedererlangt hat.

Sektion: 12. IX. 19. S. N. 759/19. Obduzent: Verfasser.

Sektionsdiagnose: Kohlenoxydgas-vergiftung, Hyperämie des Gehirns, Hämorrhagische Encephalitis und Myelitis. Symmetrische Erweichungsherde in beiden Linsenkernen. Schlaffes Herz. Mäßige Arteriosklerose der Kranzgefäße. Pneumonie der rechten Lunge. Struma colloides. Schlaffe Milz. Mäßig lipoid-reiche Nebennieren. Magenkatarrh. Narbe in der Scheide. Atrophie der Genitalien.

Befund: Große, kräftig gebaute, gut genährte weibliche Leiche. Im allgemeinen sehr blasse Hautfarbe. Im Gesicht ganz leicht gelblich gefärbt. ...

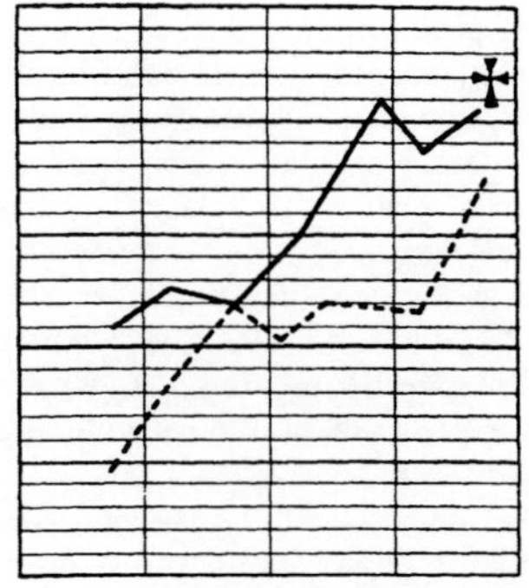

Kurve zu Fall 7.

Totenstarre erhalten. ... Die harte Hirnhaut ist ziemlich stark gespannt, eben noch durchscheinend, über dem Stirnhirn undurchsichtig. Im Längsblutleiter ein lockeres, dunkelrotes Gerinnsel. Die harte Hirnhaut an der Innenfläche sehnig glänzend, ziemlich trocken. Die Windungen an der Oberfläche des Großhirns von gewöhnlicher Breite, im Bereich des Stirnhirns etwas schmal, die Furchen nicht wesentlich verstrichen. Die weichen Hirnhäute sind über dem Stirnhirn zart, durchsichtig, über den seitlichen Abschnitten des Großhirns leicht milchig getrübt, weniger durchsichtig, über den Hinterhauptslappen zart, ihre Gefäße sind bis in die mittleren Verzweigungen stark gefüllt. An der Unterfläche des Gehirns sind die weichen Hirnhäute durchweg zart; die Schlagaderäste sind etwas geschlängelt, ihre Wand stellenweise leicht verdickt. An der Fossa Sylvii keine Veränderung. Die Gehirnkammern enthalten die gewöhnliche Menge klarer Flüssigkeit, die Auskleidung ist vollständig zart. Die Aderhautgeflechte sind graurötlich gefärbt, nur die größere Vene stärker gefüllt. Der Balken zeigt eine reinweiße Färbung, in seinen hinteren Abschnitten treten sehr zahlreiche punktförmige Fleckchen hervor, die sich weder abwaschen noch abstreichen lassen. Das weiße Marklager quillt auf der Schnittfläche vor, ist feucht glänzend, weiß gefärbt, es treten hier außerordentlich zahlreiche dunkelrote, nicht abstreifbare etwa punkt- bis hirsekorngroße Fleckchen hervor, die fast überall gleichmäßig verteilt sind. Daneben finden sich zahlreiche Blutpunkte, die sich abstreifen lassen und rasch breitlaufen. Die Hirnrinde von gewöhnlicher Breite, graurötlich gefärbt, vorquellend. Der Ductus caudatus zeigt keine Veränderungen, ist fleckig gerötet. Im vorderen Abschnitt des Linsenkernes. und zwar im Bereiche des inneren Teiles des Putamen und des angrenzenden Teils des Globus pallidus findet sich ein großer weißer Herd, der ungefähr eine Länge von 2 cm besitzt und eine Breite von 0,5 cm. In seinem Bereiche ist die Gehirnsubstanz in eine weiche gelbliche Masse verwandelt, die auf der Schnittflläche etwas vorquillt und getrübt aussieht, ihre Grenzen sind ziemlich scharf. Diese Veränderungen finden sich symmetrisch angeordnet in beiden Linsenkernen. In den hinteren Abschnitten des Linsenkernes sowie des Thalamus opticus ist die Zeichnung durchweg deutlich, die Schnittfläche etwas fleckig gerötet. Im Kleinhirn keine Veränderungen, nur im Nucleus caudatus finden sich vereinzelte punktförmige Blutaustritte. Brücke und verlängertes Mark sind deutlich gezeichnet, ohne Blutaustritte. ... Die Muskulatur leidlich kräftig, dunkelrot gefärbt.... Das Herz in gewöhnlicher Lage, ziemlich schlaff, ist gut zusammengezogen. In den Herzhöhlen finden sich dunkelrote Gerinnsel.... die Muskulatur kräftig braunrot gefärbt, die Auskleidung und Klappen des Herzens zart.... Die Muskulatur der linken Kammer kräftig, graurot gefärbt. Auf Flachschnitten keine Schwielen.... Das vordere Mitralsegel etwas verdickt gelbweiß gefärbt.... an der Innenhaut der Aorta zahlreiche gelbweiße Verdickungen, ebenso an den Kranzgefäßen, die etwas geschlängelt erscheinen.... Schilddrüse etwas vergrößert, sehr gallertig. Die Milz wiegt 100 g, ist ziemlich weich und schlaff, mit der Umgebung verwachsen. Die Oberfläche verdickt, etwas gerunzelt. Auf der Schnittfläche das Gewebe wenig vorquellend, dunkelrot gefärbt, wenig abstreifbar. Milzknötchen undeutlich, Milzbälkchen deutlich zu erkennen. Linke Niere wiegt 100 g, ist verhältnismäßig derb, die Kapsel leicht abziebar. Die Oberfläche glatt, dunkelgraurot gefärbt; von der Schnittfläche fließt wenig Blut ab. Die Rinde ist etwas verbreitert und etwas vorquellend, aber nicht wesentlich getrübt, deutlich gezeichnet. Die Marksubstanz stark von der Rinde geschieden, in der Grenzschicht dunkelrot, in den Papillenspitzen teils blaß.... Die rechte Niere ... verhält sich wie die linke. Linke Nebenniere von gewöhnlicher Größe, ziemlich schlaff. Rinde etwa 1 mm breit, gelb gefärbt. Die Marksubstanz grauweiß.... Rechte Nebenniere wie die linke.... Die Leber wiegt 1450 g, ist mäßig fest, die Oberfläche im allgemeinen glatt, braunrot gefärbt, ebenso die Schnittfläche; die Zeichnung hier deutlich. Aus den durchschnittenen Gefäßen entleert sich mäßig reichlich dunkelrotes Blut.... An der Bauchspeicheldrüse keine Veränderungen.... Die harte Rückenmarkshaut ist an ihrer Innenfläche spiegelnd, die weichen Rückenmarkshäute sind durchweg zart, ihre Gefäße bis in die mittleren Verzweigungen stark gefüllt. Das Rückenmark fühlt sich fest an. Auf Flachschnitten quillt das Gewebe sehr wenig vor, die Zeichnung ist deutlich. Die graue Substanz ist stark gerötet. In dem mittleren und unteren Teil des Lendenmarks finden sich vereinzelt punktförmige Blutaustritte in der grauen Substanz.

Der Tod erfolgte 4 (5?) Tage nach der Vergiftung.

Dieser Fall bietet ein ähnliches Bild wie Fall 6. Nur sind hier die Gefäßveränderungen noch weiter fortgeschritten. Man bemerkt auch in der Intima und Adventitia kleine scharfkantige dunkelblaue Körnchen. Ebenso zeigen die Capillaren derartige Einlagerungen,

z. T. in größeren Schollen, z. T. nur in ganz kleinen Körnchen. Die schon erwähnten keulenförmigen dunkelblauen Auftreibungen in der Wand der Capillaren sind hier gleichfalls vorhanden. Manchmal haben sie auch Hantel- und Beerenform, sie messen etwa 30—40 μ.

Schilddrüse: Colloidreich, einzelne Gefäße z. T. leicht verfettet. Lunge: Hyperämie, Ödem, ziemliche Verfettung der Capillarenendothelien. Herz: Intima und Media einzelner Gefäße leicht verfettet, mäßige fettige Degeneration des Herzfleisches, Hyperämie. Leber: Hyperämie, teilweise ziemliche erhebliche Verfettung des Parenchyms, Verfettung mäßigen Grades des Capillarendothels. Milz: Hyperämie, Verfettung des Capillarendothels, Verfettung der Intima und Media kleinerer Gefäße. Niere: Glomeruli z. T. ziemlich stark verfettet, ebenso Schaltstücke und abführende Harnkanälchen. Teilweise reichliche Bindegwebsewucherung im Mark. Sehr starke Hyperämie, Verfettung der Capillarenendothelien. Trübe Schwellung.

Fall 8. A. Oe., Putzmacherin, 60 J. 29. X.—2. XI. 19. (S. N. 881/19.) Diagnose: Leuchtgasvergiftung.

Anamnese: Pat. soll seit einigen Tagen krank sein, wurde heute früh bewußtlos neben offenstehendem Gashahn gefunden und sofort eingeliefert.

Befund: Ziemlich kleine Pat. in herabgesetztem Ernährungszustand, vollständig bewußtlos, reagiert gar nicht. Pupillen eng, reagieren auf Lichteinfall. Conjunctivalreflex +.

29. X. Atmung rasselnd, nicht behindert, über beiden Lungen bronchiale Geräusche, keine Dämpfung. Herz: Dämpfung nicht verbreitert, Töne rein, Aktion regelmäßig, etwas beschleunigt. Puls ziemlich klein, Arterie hart. Abdomen weich, Wirbelsäule sehr deutlich durchfühlbar. Reflexe o. B. Urin E—, Z—. Sediment reichlich Leukocyten. Therapie: Sauerstoff, Campher, Adrenalin, Aderlaß 100 ccm. Spektroskopisch CO nachweisbar.

31. X. Aderlaß 100 ccm, 100 ccm Traubenzuckerlösung intravenös.

1. XI. Traubenzucker + NaCl-Lösung intravenös und subcutan. 400 ccm. Pat. erlangt das Bewußtsein nicht wieder, reagiert am 2. und 3. Tage ab und zu auf Nadelstich und Anrufen. Am 4. Tage Puls kaum noch fühlbar. Pat. reagiert nicht mehr.

2. XI. 2 Uhr 30 Minuten vorm. Exitus letalis.

A. Oe., 60 J., Putzmacherin, S. N. 881/19. 3. 11. 19. Obduzent: Geh. Rat Schmorl.

Sektionsdiagnose: Leuchtgasvergiftung, hochgradige Encephalitis und Myelitis. Schluckpneumonie in beiden Unterlappen, Bronchitis. Schlaffes Herz. Mäßige Arteriosklеrose. Atrophie der Schilddrüse. Mäßige Hyperämie der Unterleibsorgane. Mäßig lipoidreiche Nebenniere. Magenkatarrh. Osteoporose. Endometritis. Großer Schleimhautpolyp. Atrophie der Genitalien.

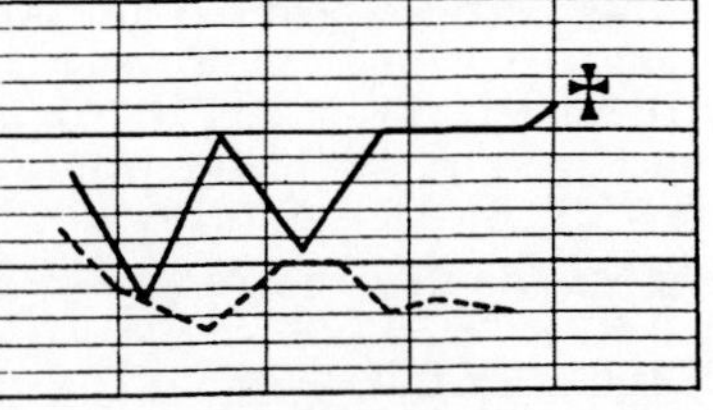
Kurve zu Fall 8.

Sektionsbefund: Mittelgroß, leidlich kräftig gebaute weibliche Leiche, sehr stark abgemagert. Die Haut ist schmutziggrau gefärbt... spärlich bläulichrote Totenflecke... Totenstarre erhalten... die weichen Schädeldecken sind mäßig blutreich, dünn. Das aus den durchschnittenen Blutgefäßen sich entleerende Blut zeigt die gewöhnliche dunkelrote Farbe. . . . Im Längsblutleiter ein lockeres Gerinnsel. Die harte Hirnhaut ist mäßig gespannt, durchscheinend. An der Außenseite grauweiß gefärbt, die Innenfläche sehnig glänzend. Die Windungen und Furchen des Gehirns sind leicht verstrichen. Die weichen Hirnhäute sind im Bereich des Stirnhirns ganz leicht getrübt, milchig und verdickt, nach unten zu werden sie aber allmählich zart, ebenso an der Unterfläche des Gehirns. Hier sind die Schlagaderäste ziemlich eng, im allgemeinen zartwandig; nur hier und da findet sich eine leichte punktförmige gelbweiße Einlagerung in der Gefäßwand. In der Fossa Sylvii keine Veränderungen. Das Gehirn fühlt sich ziemlich fest an, auf der Oberfläche des Balkens treten außerordentlich zahlreiche dunkelrote Blutpunkte hervor, die sich abspülen lassen. Viel deutlicher treten diese zahlreichen punktförmigen Blutaustritte auf der Schnittfläche hervor. Der Balken ist ganz übersät von dunkelroten strich- und punktförmigen Blutungen, die sich nicht wegspülen lassen. Dabei zeigt sich, daß die Streifen und Punkte regelmäßig angeordnet sind, so daß es aussieht, als ob sie um die Gefäße gelegen seien. Solche punkt- und strichförmige Blutungen finden sich auch in der nächsten Umgebung des Balkens. Sie werden aber nach dem weißen Marklager zu allmählich weniger dicht, doch finden sich auch in dem weißen Marklager zahlreiche punktförmige Blutaustritte, doch stehen sie weiter auseinander. Auf der Rinde finden sich, wenn auch ganz vereinzelt, feine punktförmige Blutaustritte.

Die weiße Gehirnsubstanz sieht infolge der Durchsetzung mit dunkelroten Blutaustritten wie mit feinsten Blutpunkten bespritzt aus. Die weiße Substanz quillt auf der Schnittfläche stark hervor und läßt aus den durchschnittenen Blutgefäßen wenig abstrefbare Blutpunkte hervortreten. Die Rinde ist graurötlich gefärbt, Auch auf der Schnittfläche der Zentralganglien treten außerordentlich zahlreiche punkt und streifenförmige Blutaustritte hervor, wenn auch nicht so zahlreich wie im Balken. Links quillt die innere Kapsel ungefähr in der Höhe des Sehhügels ziemlich stark vor und ist in eine breiige, von zahlreichen Blutaustritten punktförmig durchsetzte Masse verwandelt. Das gleiche gilt, nur weniger hochgradig, von der rechten inneren Kapsel. Die Kleinhirnhemisphäre fühlt sich derb an. Im weißen Marklager finden sich vereinzelte punktförmige Blutaustritte. Die Rinde ist graurötlich gefärbt. Auch in Brücke und verlängertem Mark treten, wenn auch nur vereinzelt, punktförmige Blutaustritte hervor. Die Blutleiter enthalten dunkelrotes flüssiges Blut. Hypophyse etwas eingesunken.

Bei Eröffnung des Wirbelkanals findet sich, der Innenfläche der Dura mater aufgelagert, ein gut 2 mm dicker Bluterguß, der sich auch im Bereich des Brustmarkes bis nahezu an die vordere Medianlinie erstreckt und hier verhältnismäßig weniger dick — etwa $\frac{1}{4}$ mm dick — erscheint. Innenfläche der Dura mater sehnig glänzend. An den weichen Rückenmarkshäuten keine Veränderungen. Auf Querschnitten mäßig viel zahlreiche punktförmige Blutaustritte, die keine besondere Anordnung erkennen lassen; weniger zahlreich sind die Blutaustritte im Lendenmark, hier quillt aber die graurötlich gefärbte graue Substanz ziemlich stark vor. Am Schädelgrunde keine

Veränderungen. . . . Die Muskulatur ist dunkelbraunrot gefärbt. Auch tritt an der Körpermuskulatur nichts Auffälliges hervor.

Das Herz wiegt 230 g, ist schlaff. In den Höhlen eine mäßige Menge von dunkelrotem, lockerem Gerinnsel und etwas flüssiges Blut. . . . Muskulatur braunrot gefärbt, außerordentlich schlaff, ohne Herderkrankungen. Endokard und Klappen sind vollständig zart. . . . An der Innenhaut der Aorta und der Kranzgefäße treten vereinzelte gelbweiße Verdickungen hervor. . . . Die Milz ist ganz außerordentlich schlaff, die Kapsel gerunzelt. Das Gewebe auf der Schnittfläche wenig abstreifbar, dunkelrot gefärbt. Trabekel und Follikel undeutlich. Beide Nebennieren von gewöhnlicher Größe; Rinde ungefähr 2 mm breit, stark gelb gefärbt, Marksubstanz erweicht. Beide Nieren wiegen je 80 g, sind ziemlich schlaff. Die Kapsel leicht abziehbar. Die Oberfläche glatt, graurötlich gefärbt. Von der Schnittfläche fließt wenig Blut ab. Die Rinde zeigt einen graugelblichen Farbton, ist von gewöhnlicher Breite, deutlich gefärbt. Die Marksubstanz in der Grenzschicht dunkelrot gefärbt, die Papillenspitzen blaß. . . . Die Leber wiegt 970 g, sie ist außerordentlich schlaff, die Oberfäche graugelb. Das Gewebe auf der Schnittfläche braunrot gefärbt. Drüsiger Bau ist eben zu erkennen. . . . Das Pankreas fühlt sich derb an, ist von gewöhnlicher Größe, grobkörnig, gelblichweiß gefärbt. . . .

Der Tod erfolgte etwa 5 Tage nach der Vergiftung.

Die schon makroskopisch sichtbaren, hauptsächlich in der inneren Kapsel sitzenden, Blutpunkte erweisen sich z. T. als per rhexin, z. T. als per diapedesin entstanden. An den Gefäßen der inneren Kapsel ist folgendes zu bemerken. Im großen und ganzen zeigen sie ein dem Alter und den übrigen Gefäßen des Patienten entsprechendes Aussehen. Sie sind alle strotzend mit Blut gefüllt, auch in der Umgebung der Blutungen herrscht diese Hyperämie. Auf Sudanpräparaten kann man eine geringe Verfettung sämtlicher Wände feststellen. Daß eine Wand besonders befallen wäre, ist nicht zu bemerken. Am meisten sind schließlich noch die Capillaren verfettet, jedoch lange nicht in dem Maße wie in den beiden vorhergehenden Fällen. Im ganzen Präparat befinden sich mäßig viel Körnchenzellen. Die Ganglienzellen in der inneren Kapsel weisen durchweg eine ziemlich starke Verfettung auf. Auch sonst sind sie in derselben Weise wie in den anderen Fällen geschädigt. Von Erweichung ist dagegen nichts nachzuweisen. Auf Weigert-Präparaten sieht man eine geringe Quellung der Markscheiden, im übrigen ist jedoch ihre Zeichnung deutlich, während an den Ganglienzellen die bereits mehrfach beschriebenen Veränderungen auch hier zu erkennen sind.

Im mittleren Teil des Linsenkernes findet man eine beträchtliche Hyperämie sämtlicher Gefäße, dazu kommen noch einige Diapedesis- und Rhexisblutungen, welche aus kleinen Venen und Capillaren stammen. Ebenfalls ist hier eine beginnende kleinzellige Infiltration einiger mittelgroßer Gefäße zu bemerken. Körnchenzellen sind auch hier mäßig vorhanden. An den Ganglienzellen ist eine leichte Verfettung bemerkbar, während die Markscheiden keine Veränderungen erkennen lassen.

Dieser Fall stimmt mit Ausnahme der zahlreichen Blutungen mit den Befunden der übrigen Fälle überein. Diese Blutungen erstrecken sich über das ganze Rückenmark. Im Halsmark sind sie am stärksten und am zahlreichsten, um mit dem weiteren Verlauf des Rückenmarks an Größe und Zahl abzunehmen, jedoch verschwinden sie nie vollständig. Die meisten dieser Blutungen sind in der weißen Substanz. Irgendeine regelmäßige Anordnung ist nicht zu erkennen. Diese Blutungen sind in ihrer Mehrzahl auf Zerreißungen von kleinen Venen oder Capillaren zurückzuführen. Häufig liegt das Gefäß in der Mitte der Blutung. Bei längsgetroffenen Capillaren läßt sich manchmal die Zerreißungsstelle erkennen. Die Zahl der Blutungen beträgt im Halsmark 6—8, im Brustmark finden sich 4—5 und im Lenden- und Sakralmark 2 bzw. 3.

Herz: Pigmentablagerungen in den Muskelfasern. Leber: Fettige Degeneration des Parenchyms, besonders der Läppchenzentren. Milz: o. B. Pankreas: Mäßig verfettet.

Niere: Fettige Degeneration des Parenchyms, trübe Schwellung.

Fall 9. Ehefrau, 32 J. 28. I.—3. II. 20. SN. 99/20. Klin. Diagnose: Vergiftung (Gas?). Linksseitige Hemiplegie (Lues?) Pneumonie.

Anamnese: Pat. wird in bewußtlosem Zustand gegen 9 Uhr eingeliefert, nach Angabe des Mannes. . . . Dienstag, 24. I. ca. $^3/_4$ Liter Alkohol zu sich genommen. 25. früh vom Mann auf dem Sofa liegend mit Schaum vor dem Munde, röchelnd angetroffen. . . . Seitdem bewußtlos . . . wegen starker Schluckbewegungsbeschwerden ins Krankenhaus eingeliefert. Auf Grund des Sektionsergebnisses, dem zufolge eine CO-Vergiftung als Todesursache angenommen wurde, konnte noch nachträglich festgestellt werden, daß in dem Zimmer, in dem die Pat. gelegen hatte, ein starker Gasgeruch bemerkbar gewesen war.

Befund: Mittelgroße, blaß aussehende Frau.

29. I. Atmung beschleunigt, Puls klein. Decubitus am Gesäß und den Oberschenkeln. Pupillen eng, reagieren auf Lichteinfall. Geringes Zittern, aber kein Nystagmus. Mund kann schwer geöffnet werden. Zunge belegt, Rachenwand schleimig. Herz o. B., Blutdruck 110. Über den Lungen Stauungsbronchitis. Patellarreflex beiderseits gesteigert. L > R. Achillessehnenreflex erloschen. Babinski beiderseits gesteigert L > R. Bekommt Coffein, kalte Abwaschungen, WaR. +, Neosalv. Dos. I.

30. I. Zustand unverändert.

31. I. Verschlimmerung. Zunehmende Dämpfung über beiden Lungen, abgeschwächtes Atmen. Läßt unter sich. . . .

1. II. Puls sehr schlecht. Coffein, Campher. Dauernd bewußtlos.

3. II. Exitus letalis.

4. II. 20. Sektion S.N. 99/20. Obduzent: Edelmann.

Kurve zu Fall 9.

Sektionsdiagnose: Ausgedehnte katarrh. Pneumonie im rechten U.-Lappen, vereinzelte im rechten O-L. und l. U-L. Hyperämie und

Ödem daselbst. Endokarditische Blutungen im linken Ventrikel. Verhältnismäßig starke Arteriosklerose. Ausgedehnte symmetrische Erweichungen in beiden Linsenkernen. Schwerer Magenkatarrh. Atrophie der Milz, Stauung in Leber und Nieren. Chron. Metritis, Verwachsungen der Adnexe. Atrophie der Ovarien.... Epithelverdickungen im Ösophagus, rotes Mark im oberen Teil des Femur.

Befund: ... harte Hirnhaut mäßig gespannt, Außenseite glatt, Innenfläche sehnig glänzend. Im oberen Längsblutleiter Blut- und Speckgerinnsel, in den übrigen dunkles, flüssiges Blut. Weiche Häute durchsichtig, zart, wenig feucht durchtränkt, Gefäße wenig gefüllt. Gefäße der Hirnbasis nicht geschlängelt, zart, glatt. Großhirn: Furchen und Windungen regelrecht, Rinde gehörig breit, graurötlich, Mark weiß. Blutpunkte mäßig zahlreich, abspülbar.. Keine Blutung und Erweichung.... In beiden Linsenkernen symmetrische 5 mm im Durchmesser und 15 mm lange gelblichbräunliche Herde mit einzelnen kleinen Blutpunkten. Die Herde sind gegen die Umgebung scharf abgesetzt und quellen auf der Schnittfläche etwas vor. Zeichnung im übrigen regelrecht.... Herz entspricht der Faust der Leiche, ziemlich schlaff, Oberfläche glatt, blaß, glänzend, Wand der rechten Kammer ganz wenig verdickt, die der linken nicht. Muskulatur rot. Unter der Innenfläche des linken Ventrikels vereinzelte und auf den Papillarmuskeln dunkelrote Flecke. Spitze der Papillarmuskeln auf dem Schnitt dunkelrot. Foramen ovale geschlossen. In den Ventrikeln Blut- und Speckgerinnsel und dunkles flüssiges Blut. Klappen sämtlich zart, schlußfähig. In der Innenhaut der Kranzgefäße ganz vereinzelt gelblich weiße Fleckchen..., Milz Lage regelrecht, etwas kleiner als gewöhnlich, ziemlich derb, Kapsel zart, blaurot, stark gefältelt. Parenchym ziemlich fest, dunkelrote breite Bälkchen und Knötchen sichtbar. Nebennieren ... Rinde mäßig gelb, dunkelbraune Pigmentzone, Mark gelbgrau. Nieren ... Nierenoberfläche glatt, dunkelrot, deutliche Sternvenen; Gewebe dunkelrot, deutlich gezeichnet. Rinde gehörig breit, Mark dunkelrot ... Leber nicht vergrößert, Kapsel glatt zart, Gewebe mäßig derb, Schnittflächen glatt, dunkelrot, deutliche Läppchenzeichnung.

Der Tod erfolgte 10 Tage nach der Vergiftung.

Der Erweichungsherd ist scharf abgesetzt gegen die Umgebung. Er ist eiförmig und mißt in seiner Länge 15 mm, in seiner größten Breite 5 mm. Auf Sudanpräparaten ist das Erweichungsgebiet selbst übersät mit Fettkörnchenzellen, und zwar hauptsächlich an der Grenze gegen das Gesunde. Hier bilden sie einen richtigen breiten Wall. Im Inneren des Herdes sind sie nicht so zahlreich. Besonders massenhaft trifft man sie um die Gefäße liegend an. Alle Gefäße um den Herd und in seiner weiteren Umgebung sind hyperämisch. Bei einigen zeigt sich auch eine kleinzellige Infiltration. Die am Rande liegenden Gefäße sind bereits in allen Schichten stark verfettet, ebenso wie sie große Einlagerungen an tiefdunkelblauen Brocken und Bröckeln in allen Schichten zeigen. Am meisten ist auch hier wieder die Media von diesen Einlagerungen befallen. Einzelne im Herd selbst liegende Gefäße sind zerrissen und lassen Blutaustritte erkennen. Ihre sämtlichen Schichten sind noch mehr mit den dunkelblauen Einlagerungen versehen, man bemerkt nur noch Reste von der ursprünglichen Gefäßwand. Auch hier sind die größeren Gefäße stärker betroffen. Sie bieten folgendes Aussehen.

Die Media ist in mehrere Teile gesprungen, man sieht die einzelnen Bruchstücke noch in der Form angeordnet, wie sie früher, als sie noch intakt war, um die Intima gelegen hatte. Die Stücke selbst sind tiefblau gefärbt mit helleren Stellen und haben scharfe Ränder. Bei den größeren Gefäßen sind diese Bruchstücke ziemlich klein und liegen dicht aneinander. Manchmal hat sich jedoch ein Stück Intima dazwischen geschoben und drängt sie auseinander. Ihre Verbindung mit der Adventitia ist verhältnismäßig noch fester als mit der Intima. Ferner sieht man, daß die Media und Adventitia den höchsten Grad ihrer Ausdehnungsfähigkeit erreicht haben müssen. Hierzu kommt noch eine kleinzellige Infiltration. Zwischen allen drei Gefäßschichten liegen rote Blutkörperchen. Auch die Intima und Adventitia sind erheblich geschädigt. Die Intima ist vollständig von der Media gelöst, gefältelt und gequollen, und ragt regellos in das Lumen, an anderen Stellen ist sie zerrissen oder bis auf eine dünne Membran zerstört. Andere Intimazellen sind abgestoßen und liegen in der Gefäßlichtung. Die Verfettung hat hier bereits die gesamten Gefäßwände ergriffen (Abb. 2), ebenso sind auch die Capillaren, soweit man sie noch im Erweichungsherd zu erkennen vermag, intensiv verfettet.

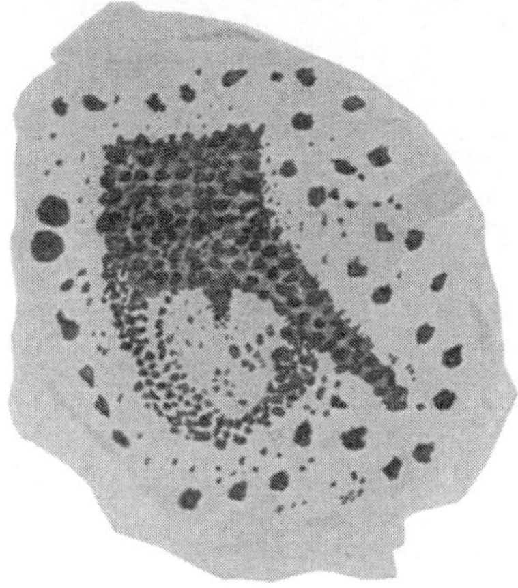

Abb. 2. Fall 9. Vollständig verfettete kleine Arterie im Erweichungsherd. Von der Gehirnsubstanz sind Einzelheiten nicht mehr zu erkennen. Tod erfolgte 10 Tage nach der Vergiftung. Sudan-Hämatoxilin. Zeiss Obj. 4 Ok. DD.

Von Ganglienzellen sind nicht einmal mehr Trümmer vorhanden, nur vereinzelt sieht man noch stark gequollene und verfettete Markscheiden. Auch in der weiteren Umgebung des Erweichungsherdes sind die Ganglienzellen in der schon beschriebenen Art geschädigt. Sudanpräparate zeigen mäßig reichlich Fettkörnchenzellen und massenhaft größere und kleinere Fettkugeln. Auch in der Umgebung des Herdes treten massenhaft Körnchenzellen auf.

Leber: Fettige Degeneration der Läppchenzentren, Phagocytose, Hyperämie. Niere: Trübe Schwellung, starke Hyperämie der Capillaren, herdweise ziemlich erhebliche Verfettung der Glomeruli, Schaltstücke, gewundenen und geraden Harnkanälchen, zahlreiche kleine Diapedesisblutungen ins Parenchym, Blutkörperchenzylinder in den Harnkanälchen.

Fall 10. A. O., Arbeiterin, 60 J. 26. X.—8. XI. 19. (S. N. 907/19.)

Klin. Diagnose: Leuchtgasvergiftung, alte Tabes, Gangrän im rechten Mittellappen.

Anamnese: Stammt aus gesunder Familie, Mann war gesund. Frühere Krankheiten, 1 Partus, keine Aborte. Jetzige Krankheit: Pat. wollte am 23. abends sich etwas Suppe wärmen, dann hört die Erinnerung für die weiteren Vorgänge auf. Am 26. wegen Gasvergiftung eingeliefert. Keine näheren Angaben. Das Gehen ist seit einiger Zeit schlecht.

Befund: Mittelgroß, mittelbrüstige Frau, in leidlich gutem Ernährungszustand.

26 X. Aussehen blaß. Lippen cyanotisch. Leichte Dyspnoe. Augen offen, Pupillen eng. Lichtreaktion fehlt. Cornealreflexe +; Pat. reagiert auf Anrufe, Sprache unverständlich. Zunge trocken; Zähne kurze Stümpfe. Rachen trocken. Keine Drüsenschwellungen, keine Ödeme. Lungen frei. Cor: r. St. R. 12, t v. l. St. R. IV. ICRSpitzenstoß leicht hebend V. ICR. Töne rein, Aktion regelmäßig. II. A. T. akzentuiert, klingend. Puls gleichmäßig, gut gefüllt und gespannt. Arterien geschlängelt. Abdomen: Meteorismus, sonst o. B. Nervensystem leicht benommen, sonst o. B. Geringe Spasmen, Gesichtsnerven o. B. Pupillen o. B. Keine Augenmuskelparese. Arm-Patellarrefl. +, Achillessehnenrefl.-Plantarrefl. schwach +, keine Babinski. Urin klar, sauer, Spuren Sediment: Epithelien. Therapie: Sauerstoff, Coffein.

27. X. Wird munterer. Urin: E+Sp., Bl. + ger. Sp., Ind. + Sp.

28. X. Völlig bei sich, sonst unverändert.

30. X. Unverändert. Hb. 55% n. Sahli. Urin: Bl. —, Ind. + Sp. E + Sp. Urob. erhitzt +.

31. X. Station übergeben.

1. XI. WaR. zweifelhaft.

3. XI. Seit gestern Stechen beim Atmen und Husten in der r. Seite. Fieber gering, gelblicher Auswurf. R. h. u. absolute Dämpfung bis zum unteren Schulterblattwinkel und aufgehobenes Atemgeräusch. Stimmfremitus gleichfalls abgeschwächt, im oberen Teile der Dämpfung verschärftes Exspirium und Rasselgeräusche.

4. XI. Urin: E+Sp. Ind. —, Urobil. + erhitzt.

6. XI. Heute vormittag rasch einsetzende Schmerzen in der rechten Seite beim Atmen und Husten. Stöhnt viel. Die Dämpfung r. h. u. ist weniger intensiv, nur noch eine Schallverkürzung festzustellen. Atmung unbestimmt, reichlich Rasselgeräusche.

8. XI. R. h. u. tympanitische Schallabschwächung, ab und zu schon etwas pleuritisches Reiben, verschärftes Exspirium, r. feines bis mittelblastiges Rasseln bis zum unteren Drittel der Scapula. Auch l. h. u. Rasselgeräusche. Hustet viel, kein Auswurf. Pat. ist unklar, will aus dem Bett. Abends $^{1}/_{2}$ 11 Uhr Exitus letalis.

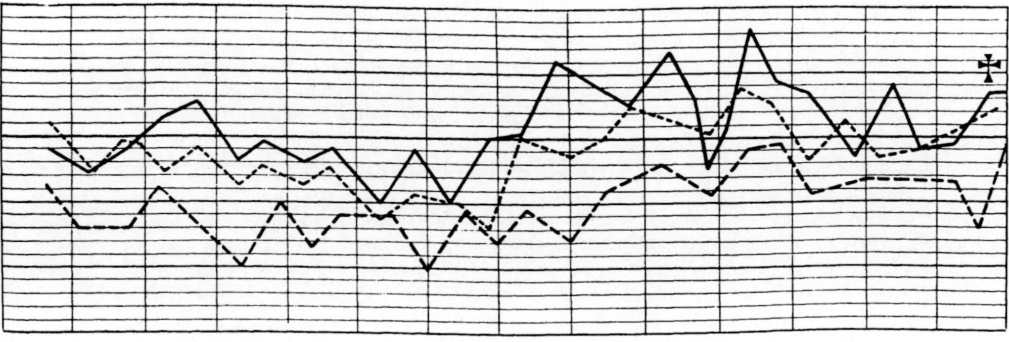

Kurve zu Fall 10.

Sektion: 10. XI. 1919. S. N. 907/1919. Obduzent: Geh. Rat Schmorl.

Sektionsdiagnose: Kohlenoxydvergiftung. Ausgedehnter Gangränherd in dem rechten Mittellappen mit fibrinöser Pleuritis. Hyperämie der Lungen. Bronchitis, Tracheitis. Lues der aufsteigenden Aorta. Arteriosklerose der Brustaorta. Hypertrophie beider Kammern. Sklerose der Kranzgefäße. Schwielen in den Papillarmuskeln des linken Ventrikels. Akute Milzschwellung. Symmetrische Erweichung in beiden Linsenkernen. Beträchtliche Fäulnis.

Befund:... Muskulatur ist wenig kräftig, schlaff, graubräunlich gefärbt.... In der aufsteigenden Körperschlagader ist die Innenhaut uneben, es treten hier außerordentlich zahlreiche flacherhabene, trübgelbweiße Flecken hervor. Daneben finden sich aber auch, wenn in geringerem Maße, feingerunzelte Stellen, die ein grauweißes Aussehen darbieten. Die Runzeln sind teils quer, teils längs gestellt. An diesen Stellen zeigt die Wand der Aorta eine kleine zeltförmige Ausbuchtung. Die eben beschriebenen Veränderungen und Runzelungen sind auf die aufsteigende Aorta beschränkt. Im Aortenbogen und im Brust- und Bauchteil der Aorta finden sich sehr ausgedehnte arteriosklerotische Veränderungen und atheromatöse Geschwüre.... Die Kranzgefäße sind geschlängelt und zeigen ziemlich starke Verdickungen an der Innenhaut....

Das Herz: ... ist außerordentlich schlaff.... In den Herzhöhlen finden sich viele lockere, dunkelrot gefärbte Blutgerinnsel. Beide Höhlen sind erweitert. Die Muskulatur beider Kammern ist sehr schlaff, infolge der Fäulnis graurot gefärbt. Die Muskulatur der linken Vorkammer zeigt vereinzelte feine grauweiße schwielige Herde und Streifen. Die Papillarmuskeln sind kegelförmig, sehr derb. In den Spitzen beider Papillarmuskeln und in den angrenzenden Teilen finden sich ausgedehnte Schwielenbildung und eigentümlich gelbbraun gefärbte Herde. Die Mitralklappen sind zart. Das vordere Mitralsegel zeigt vereinzelte Lipoideinlagerungen, ... die Klappensegel der Aorta sind etwas verkürzt, aber nicht wesentlich verdickt. Schilddrüse deutlich vergrößert, stark kolloid mit vereinzelten Adenomknoten.... Die Milz ... ist außerordentlich weich, schlaff. Die Kapsel etwas etwas verdickt. Milzgewebe auf der Schnittfläche etwas vorquellend, leicht abstreifbar, trübgraurot gefärbt. Beide Nieren ... sind außerordentlich schlaff. Die Kapseln leicht abziehbar. Die Oberfläche schmutzigrot gefärbt, ebenso die Schnittfläche, von der mäßig reichlich Blut abfließt. Die Rinde ist infolge von Fäulnis stark getrübt, ebenso die Marksubstanz.... Beide Nebennieren sind vollständig erweicht.... Die Leber ist außerordentlich schlaff, die Oberfläche schmutzigbraunrot gefärbt, ebenso die Schnittfläche, von der ziemlich viel Blut abfließt. Drüsiger Bau ist nicht deutlich erkennbar.... Harte Hirnhaut mäßig stark gespannt, durchscheinend. an der Außenfläche grauweiß gefärbt, an der Innenfläche sehnig glänzend. Die weichen Hirnhäute sind durchweg zart, ihre Gefäße bis in die mittleren Verzweigungen gefüllt. Windungen und Furchen von gewöhnlicher Größe. An der Unterfläche des Gehirns sind die Schlagaderäste etwas geschlängelt, hier und da finden sich in der Wand feine gelbweiße Einlagerungen.... Die Gehirnkammern sind etwas erweitert, ihre Auskleidung zart. Die Aderhautgeflechte bläulichrot gefärbt, ohne Veränderungen. Die weiße Marksubstanz quillt etwas vor, ist feucht glänzend, es treten auf der Schnittfläche mäßig zahlreiche abspülbare Blutpunkte hervor. Die Rinde von gewöhnlicher Breite, graurötlich gefärbt. In den großen Nervenknoten befindet sich, und zwar der Mitte des Sehhügels entsprechend, im Globus pallidus beiderseits ein Erweichungsherd, der etwa links die Größe einer kleinen Erbse besitzt und ein bräunliches rotes Aussehen zeigt.

Rechts ist der Erweichungsherd etwas größer, ungefähr über kirschkerngroß, etwas unregelmäßig umsäumt. Im Bereich der Erweichungsherde ist die Gehirnsubstanz etwas eingesunken, wie erwähnt, bräunlichrot gefärbt. In den größten, im rechten Linsenkern gelegenen Herd findet sich im Zentrum eine kleine, mit trüber Flüssigkeit erfüllte Höhle. Sonst finden sich an den Zentralganglien keine Veränderungen. Zeichnung deutlich, ebensowenig finden sich Veränderungen am Kleinhirn, Brücke und verlängertem Mark, die deutlich gezeichnet sind. Am Schädelgrund die harte Hirnhaut zart. Im Längsblutleiter ein lockeres Blutgerinnsel. Knöcherner Schädelgrund vollständig intakt. Am Rückenmark lassen sich irgendwelche Veränderungen nicht nachweisen. Die Hinterstränge sind vollständig intakt. Es finden sich keine Erscheinungen einer Tabes.

Der Tod erfolgte 16 Tage nach der Vergiftung.

Auch hier zeigen die Erweichungsherde scharfe Grenzen. Sie sind rund und messen etwa 5 mm im Durchmesser. Hier sind auch schon die außerhalb der Herde gelegenen Gefäße verändert. Und zwar weisen sie eine nekrotisch gewordene Wucherung der Intima mit teilweiser Verfettung auf. Die Media zeigt die schon ausführlich beschriebenen dunkelblauen Einlagerungen, und an der Adventitia sieht man eine Quellung und beginnende Nekrose der Wand. Dazu kommt eine kleinzellige Infiltration. Diese Veränderungen sind am deutlichsten an den größeren Gefäßen zu erkennen. Überall macht sich eine erhebliche Hyperämie bemerkbar. Im Erweichungsherd bestehen die kleineren Gefäße aus drei tiefdunkelblauen Ringen, in denen ab und zu helle Stellen sind. Diese Ringe sind durch einen schmalen Spalt in Form von Lücken voneinander getrennt. Sie hängen in einzelnen Fällen, hauptsächlich, wenn die Gefäße klein sind, in sich zusammen. Je größer dagegen die Gefäße sind, um so ausgedehnter sind die Zerstückelungen der Ringe. Bei manchen Gefäßen weist auch nur die Media diese Veränderungen auf, während Intima und Adventitia nur erst kleine dunkelblaue Körnchen zeigen. Gefäßzerreißungen sind gleichfalls zu beobachten. Sie zeigen dieselben Bilder wie oben. Hier sind die mittleren und kleinen Gefäße im Herd am meisten von den geschilderten Veränderungen betroffen, während die großen erst den Beginn einer solchen Veränderung zutage treten lassen. Auch an den Capillaren sieht man die beeren- und hantelförmigen Einlagerungen. Daß diese auch tatsächlich zu den Kapillaren gehören, erkennt man daraus, daß in ihrer Nähe Blutkörperchen liegen und daß man die betreffende Capillare noch ein Stück verfolgen kann. Manchmal ist auch diese Wandauftreibung in der Mitte einer Capillare zu erkennen. Teilweise sind die Einlagerungen kaum so groß wie ein rotes Blutkörperchen, teilsweie messen sie etwa $25-30\ \mu$.

Das nervöse Gewebe innerhalb des Herdes ist vollständig verloren gegangen. Man bemerkt in dem Herd außer den veränderten Gefäßen nur noch Fettkörnchenzellen, große und kleine Fettkugeln. Die nervösen Elemente sind in eine strukturlose Masse verwandelt, die auf Hämatoxilin-Eosin und Weigert-Präparaten keine Einzelheiten, außer Körnchenzellen und den schwer veränderten Gefäßen erkennen läßt.

Fall 11. K., 38 J., Landsturmmann. S. N. 1143/M. Sekt. 10. VI. 19. Geh. Rat Schmorl.

Die Kohlenoxydgasvergiftung liegt etwa 3 Wochen zurück. 8 Tage darnach traten die ersten Krankheitserscheinungen auf. K. wurde am 9. VI. sterbend ins Lazarett eingeliefert. Außerdem litt er an einer schweren Tertiana.

Sektionsdiagnose: Abgelaufene Kohlenoxydvergiftung. Symmetrische Erweichungsherde im Linsenkern und kleinere in der linken Zentralwindung, dicht an der Mantelkante. Hyperämie und Ödem des Gehirns. Diffuse eitrige Bronchitis in beiden Unterlappen. Verkreidung der Bronchiallymphknoten. Tuberkulose der Halslymphknoten. Verkäsung eines Mesenteriallymphknotens. Mäßige Struma colloides. Malariaeber. Reichlich lymphatisches Gewebe am Zungengrund, Hyperplasie an den Mandeln.

Sektionsbefund: ... Im allgemeinen blasse Hautfarbe ... Am Bauche bereits Verwesungserscheinungen. ... Im Längsblutleiter ein lockeres Blutgerinnsel. Die harte Hirnhaut ist ziemlich stark gespannt, durchscheinend. Die Außenfläche grauweiß gefärbt, die Innenfläche sehnig glänzend. Die Windungen des Gehirns sind abgeplattet, die Furchen verstrichen.

Die weichen Hirnhäute sind durchweg zart, ihre Gefäße bis in die mittleren Verzweigungen gefüllt. Am Schädelgrund keine Veränderungen. Die Gefäße sind hier zart, ebenso die weichen Hirnhäute. An den Nerven finden sich keine Veränderungen. Die Brücken erscheint etwas abgeflacht. Am oberen Ende der linken Zentralwindung, da wo sie auf die Mantelkante des Lobus praecentralis übergreift, findet sich etwa erbsengroßer, gelb gefärbter Herd von weicher Konsistenz, der, wie sich beim Einschneiden ergibt, keilförmig sich in die Tiefe erstreckt und etwa eine Höhe von $^1/_2$ cm besitzt. Am Balken keine Veränderungen. Die Gehirnkammern enthalten die gewöhnliche Menge klarer Flüssigkeit. Die Aderhautgeflechte sind durchweg zart, mäßig blutreich.

Das Gehirn fühlt sich ziemlich weich an. Die weiße Substanz quillt auf der Schnittfläche ziemlich vor, ebenso die Rinde, die graurötlich gefärbt ist. Auf der Schnittfläche der weißen Substanz treten mäßig zahlreiche, leicht abspülbare Blutpunkte hervor. Die großen Nervenknoten fühlen sich ziemlich fest an, an ihrer Oberfläche keine Veränderungen. Das Ependym ist vollständig zart. Der Linsenkern zeigt auf dem Durchschnitt vollständig normale Zeichnung. Am vorderen Rande des Linsenkerns findet sich beiderseits eine genau symmetrisch gelegene 1 cm breite, leicht bräunliche gefärbte Einsenkung, wo die Substanz eine breiige Konsistenz darbietet. Diese Veränderung hat in sagittaler Richtung ungefähr eine Ausdehnung von 2 cm, nach vorn und hinten zu nimmt sie allmählich an Breite und Höhe ab, sonst sind aber die Zentralganglien deutlich gezeichnet, besonders auch der Thalamus opticus. Das Kleinhirn von gewöhnlicher Konsistenz. Rinde graurötlich gefärbt, vorquellend. An Brücke und verlängertem Mark treten zahlreiche abspülbare Blutpunkte hervor. ... In den Blutleitern finden sich lockere dunkelrote Blutgerinnsel. ... Das Herz fühlt sich schlaff an, in den Herzhöhlen lockere dunkle Gerinnsel. Die rechte Kammer von gewöhnlicher Weite. ... Die Muskulatur schlaff, braunrot gefärbt, auf Flachschnitten keine Veränderungen. Auskleidung und die Klappen zart. An der Innenhaut der Kranzgefäße und der Körperschlagader finden sich vereinzelte verdickte gelbweiße opake Stellen. Die Schilddrüse erscheint ziemlich derbgroß, deutlich gallertig, gelblichbraun gefärbt. . . . Die Milz, 14 : 8 : 3 cm, ist weich. Die Oberfläche blaß gefärbt, die Kapsel gerunzelt. Auf der Schnittfläche erscheint das Gewebe tiefschwarzbräunlich gefärbt, quillt etwas vor, ist abstreifbar. Milzknötchen und Balken nicht erkennbar. Es fließt nur wenig Blut von der Schnittfläche ab. Die Nebennieren von gewöhnliccher Größe, ziemlich weich, die Rinde bräunlich gefärbt, die Marksubstanz rötlichweiß. Die Pigmentzone etwas verbreitert, blaßbraun gefärbt. Die Leber ist 24 cm breit, von mäßig fester Konsistenz, der rechte Lappen 17 : 7 cm die Oberfläche glatt braunrotdunkelbraungrau gefärbt. Die gleiche Farbe tritt auf der Schnittfläche, von der ziemlich dunkelrotes, flüssiges Blut abfließt, hervor. Drüsiger Bau ist deutlich. . . . Linke Niere . . . ist ziemlich schlaff, die Kapsel leicht abziehbar. Die Oberfläche glatt graurot gefärbt, ebenso die Schnittfläche. Die Rinde deutlich gefärbt. Die ebenso die Marksubstanz ebenfalls deutlich gezeichnet. Von der Schnittfläche fließt wenig Blut ab. . . . Die rechte Niere verhält sich wie die linke. . . .

Der Tod erfolgte etwa 21 Tage nach der Vergiftung.

Die Größe des Herdes ist 3 mm zu 6 mm, seine Gestaltung ist eiförmig. Außerdem liegt neben diesem Herd noch eine kleine, 1 mm im Durchmesser haltende Erweichung. Hier sind auch an den außerhalb der Erweichungsherde befindlichen Gefäßen Veränderungen nachweisbar. Diese bestehen in teilweisen Aufsplitterung der elastischen Fasern der Media und kleinzelliger Infiltration. In allen Gefäßen in der Umgebung des Erweichungsherdes ist eine starke Blutfülle. Um den Herd liegen vereinzelte Blutpunkte, sie stammen aus zerrissenen Capillaren oder kleinen Venen. Der vorliegende Fall läßt ein weiteres Fortschreiten der Gefäßerkrankungen gegen den vorhergehenden erkennen. Und zwar sind hier die Gefäße in tiefdunkelblaue untereinander lose zusammenhängende Ringe verwandelt. Einen Unterschied in den drei Wänden zu machen, ist nicht mehr möglich, sie sind alle drei miteinander fest verbacken. Diese Veränderung betrifft auch die größeren Gefäße, jedoch nicht in dem Maße. Man sieht, daß auch hier zunächst die Media erhebliche dunkelblaue schollige Einlagerungen aufweißt. Erst später erkranken die beiden anderen Wände. Und zwar wird hier die Intima zuletzt ergriffen, wie man an mehreren Stellen erkennen kann. Media und Adventitia weisen bereits diese dunkelblauen Einlagerungen auf, während die Intima noch keine Veränderungen außer einer Trübung und Quellung des Zellprotoplasmas sowie teilweise Abschuppung der Endothelzellen erkennen läßt. Auch die Capillaren bieten ein ähnliches Bild wie im vorhergehenden Fall. Auch im Herde selbst sind Gefäßzerreißungen und Blutungen zu bemerken. Über den Herd und seine Umgebung sind zahlreiche Körnchenzellen verstreut, die hauptsächlich um Capillaren, kleinere Gefäße und einzelne geschädigte Ganglienzellen mit Vakuolenbildung, Kernzerstörung und Schrumpfung bzw. Quellung des Zelleibes und der Ganglienfortsätze angeordnet sind die außerhalb des Erweichungsherdes liegend angetroffen werden. Im Herd selbst ist von nervösen Elementen nichts mehr nachweisbar. Auf Sudanpräparaten erkennt man massenhaft große und kleine Fettropfen und Fettkörnchenzellen. Die Gefäße zeigen eine erhebliche Verfettung sämtlicher drei Schichten; diese ist teils groß-, teils kleintropfig. Das Nervengewebe ist in eine strukturlose, sich auf Hämatoxilin-Eosinpräparaten gleichmäßig hellblau, keine Einzelheiten mehr, außer den veränderten Gefäßen und einigen Körnchenzellen aufweisende und sich scharf gegen die Umgebung absetzende Masse umgewandelt.

Der kleinere Herd ist etwa 1 mm von dem großen entfernt. Man erkennt in seiner Mitte ein Gefäß, das nur drei dunkelblaue Ringe aufweist. Um das Gefäß herum befindet sich eine hellere Zone, in der außer einigen Capillaren, die ziemlich viel Blut enthalten, und einigen Körnchenzellen nur noch zerfallenes Nervengewebe vorhanden ist. Dieser Herd zeigt eine scharfe Begrenzung gegen das Gesunde, nur dort, wo er nach dem größeren Herd zu liegt, läßt sich eine leichte Aufquellung des Nervengewebes feststellen. Hier sind auch die Ganglienzellen und Markscheiden verfettet und z. T. besonders die Ganglienzellen und Markscheiden schwerer geschädigt. (Kernzerstörung, Quellung des Zelleibes, Vakuolenbildung.) Um den kleinen Herd ist ebenfalls eine ausgesprochene Hyperämie zu erkennen. In dem Zwischenraum zwischen den beiden Herden liegen auch wesentlich mehr Körnchenzellen als an den anderen Grenzen der kleineren Erweichung. Auf Sudanpräparaten zeigen sich massenhaft große und kleine Fettkugeln und Körnchenzellen. Sämtliche Wandungen der Arterie sind intensiv verfettet, ebenso sind die Capillaren recht erheblich von der fettigen Entartung ergriffen.

Fall 12. H. F., 65 J., Holzhändler. 1. I.—8. IV. 20 (S. IV. 103 III. 20).

Klin. Diagnose: Dementia sen. Arterienverkalkung. Encephalitis nach CO-Vergiftung. Decubitus, Cystitis.

Anamnese: Wird in bewußtlosem Zustand unter dem Verdacht der Gasvergiftung eingeliefert. . . .

Befund: Groß, mittelkräftig, gebaut in reduziertem Ernährungezustand. Vollkommen bewußtlos.

1. I. Geringe Cyanose des Gesichts. Zunge feucht belegt. . . . Thorax faßförmig . . . Lungen: Schachtelton, Vesiculäratmen, vereinzeltes Giemen und Brummen beiderseits h. u. Herz nach rechts nicht verbreitert, links Mammilarlinie. Töne leise. Puls parvus, inäqualis. Blutdruck 130. Periphere Gefäße rigide. . . . Abdomen weich, Leber, Milz nicht palpabel. . . . Nervensystem: Motilität: Hochgradige Spasmen in beiden Armen, Muskulatur beider Beine vollkommen schlaff. Sensibilität nicht zu prüfen. Pupillen: beiderseits sehr eng, spurweise Lichtreaktion. Reflexe: Armreflexe beiderseits gesteigert. Bauchdecken- und Cremasterreflexe nicht auslösbar. Patellar- und Achillessehnenreflexe beiderseits +. Fußsohlenreflex +. l. + (plantar) > r. Babinski angedeutet. Sphinkteren: läßt Stuhl unter sich. Urin: E.— Z.—. Therapie: Campher, Coffein, Sauerstoff.

2. I. Handtellergroßer Decubitus in der Steißbeingegend, Pat. ist noch bewußtlos.

3. I. Pat. ist noch stark benommen. . . .

4. I. Giemen und Brummen über beiden Lungen zu hören. Läßt unter sich. . . . muß katheterisiert werden.

7 I. Pat. macht einen dementen Eindruck. . . . Neurologischer Befund: Keine Spasmen mehr, Sensibilität o. B. Pupillen mittelweit, reagieren prompt auf Licht und Konvergenz. Reflexe o. B. Über beiden Lungen noch Giemen und Brummen zu hören. Urin: E —, Z—, im Sediment vereinzelte Leukocyten.

15. I. Läßt dauernd Urin und Stuhl unter sich. . . . Geräusche über beiden Lungen.

16 I. Wird in die Heil- und Pflegeanstalt überführt. Blutdruck 130. L. h. u. Dämpfung und abgeschwächtes Bronchialatmen. In beiden Armen vermehrter Tonus der Muskulatur, bei passiven Bewegungen spastischer Widerstand und Andeutung von Katalepsie. Lähmung bezw. hochgradige Parese beider Beine. Patellarreflexe beiderseits +. Plantarreflexe normal. Kein Babinski. Retentio urinae. . . . Decubitus am Kreuzbein.

21. I. Pat. ist etwas benommen, gibt nur auf ganz einfache Fragen etwas Auskunft. Gesicht leicht cyanotisch. Atmung beschleunigt. Pupillen gleichweit, normale Lichtreaktion. Facialis, Hypoglossus symmetrisch innerviert. Herz o. B. Puls voll (Fieberpuls). Leib aufgetrieben, Ostipation. . . . Armbewegungen im Groben frei, werden aber sehr langsam ausgeführt. Bei passiven Bewegungen vermehrter Widerstand. Neigung zu Katalepsie. Beine unverändert, fast ganz gelähmt. Muskulatur hier weder spastisch noch atrophisch. Patellarreflexe beiderseits +, Plantarreflexe beiderseits +. Achillesreflexe beiderseits +. Kein Babinski.

23. I. Unter dem Druckbrand findet sich dicker Eiter. . . . Allgemeinbefinden hat sich etwas gebessert. Bauchdeckenreflexe nicht auszulösen.

3. II. . . . der Druckbrand geht bis auf den Knochen. . . . muß noch täglich katheterisiert werden. . . .

18. II. . . . Wird regsamer. . . .

8. III. Der Urin läuft jetzt unwillkürlich ab. . . .

10. III. . . . Beine noch vollkommen gelähmt . . . in den Armen bei passiven Bewegungen vermehrter Widerstand. Grobe Kraft in den Armen gut. Psyche: indolent, stumpf.

24. III. Deutliche Besserung in der Motilität der Beine, besonders im rechten. Kann beide von der Unterlage erheben und im Knie beugen. Der linke Fuß hängt stark und ist etwas ödematös. Patellarreflexe beiderseits + r > l. In den Armen bei passiven Bewegungen nicht mehr wie früher vermehrter Widerstand. Incontinentia, keine Retentio. Decubitus wird langsam kleiner. Psyche: indolent. Guter Appetit.

7. IV. In letzter Zeit wieder Verschlechterung. Heute Exitus letalis.

Temperatur anfangs zwischen 36,4—37,5. Puls 56—80, beide in der letzten etwas erhöht, etwa zwischen 37 und 39, bzw. 100 und 110.

Obduzent: Edelmann. S. N. 103 III./20. 8. IV. 1920. Sektion.

Sektionsdiagnose: Mucosus-Pneumonie im linken U-Lappen, fibrinöse Pleuritis daselbst. Hyperämie und Ödem des rechten O.-Lappens, Emphysem der übrigen Lungenabschnitte. Alte Erweichungsherde in beiden Linsenkernen (alte CO-Vergiftung), Ödem des Gehirns und des Rückenmarks. Schwere eitrige Cystitis und Pyelitis. Abszesse in der linken Niere, Hypertrophie des linken Ventrikels; Arteriosklerose besonders der Kranz- und Basalgefäße, Verfettung des Reizleitungssystems, Stauungsleber mit Hustenfurchen. Lipoidarme Nebennieren, Ulcusnarbe im Magen, ausgedehnter Decubitus am Kreuzbein.

Befund: mittelgroß, mäßig kräftig gebaute männliche Leiche, reduzierter Ernährungszustand ... harte Hirnhaut, schlaff, glatte Außenfläche Innenfläche sehnig glänzend. Im Längsblutleiter Blut- und Speckgerinnsel, in den übrigen dunkles flüssiges Blut. Weiche Häute wenig zart, milchig getrübt, stark feucht durchtränkt. Gefäße der Hirnbasis mäßig stark geschlängelt, klaffendes Lumen in der Mitte gelblich z. T. verkalkte Herde. Windungen des Großhirns ziemlich breit, Windungen schmal abgerundet. Rinde mäßig schmal, graurötlich, Mark weiß, stark vorquellend durchfeuchtet, ziemlich weich, mäßig zahlreiche, ziemlich stark auslaufende gut abspülbare Blutpunkte; keine Blutung oder Erweichung. ... **Farbe der Gehirnknoten regelrecht graurötlich. Im äußeren Glied des Globus pallidus — mittleren Teil des Linsenkerns — beiderseits mehr dorsalwärts gelegen, eine kleine Zerfallshöhle von etma 4 mm Breite, 10 mm Tiefe und 20 mm Länge — ungefähr der Ausdehnung des mittleren Linsenkerngliedes entsprechend und beiderseits noch etwas in die innere Kapsel hineinragend, deren Umgebung gelblich ist und leicht vorquillt. Kleinhirn, verlängertes Mark deutlich gezeichnet, keine Blutung oder Erweichung.... Rückenmark keine Blutung oder Erweichung sichtbar. Weiße Substanz sehr feucht vorquellend, graue Substanz eingesunken....** Herzgröße der Leichenfaust entsprechend. Oberfläche glatt, blaß, glänzend, ziemlich fettreich. Muskulatur gleichmäßig braunrot. Vorhöfe und Herzohren mit flüssigem Blut und Speckgerinnseln gefüllt. Wand der rechten Kammer mäßig stark, der linken mäßig verdickt. Herzinnenhaut glatt, glänzend, in der linken Kammer im Verlauf des Reizleitungssystems gelbliche Verfärbungen. Eirundes Loch geschlossen. In der Mitralis einige gelbe Flecken, sonst Klappen o. B. Kranzgefäße mäßig starre Wand, Innenhaut mit gelblichen Fleckchen, die z. T. verkalk sind. ... Milzkapsel zart, rot, Schnittfläche bräunlichrot, etwas trüb, deutliche Trabekel, Follikel, vorquellend, abstreifbar, Konsistenz weich. ... Nebennierenrinde blaßgelb .. — . rechte Niere gut abziehbare Bindegewebskapsel, Oberfläche glatt, blaß, zart, ... Leber: Lage, Größe regelrecht, glatte, bräunlichrote Oberfläche. ... Schnittfläche bräunlichrot, deutlich Läppchenzeichnung, Zentrum verbreitert, dunkelrot, eingesunken. ...

Der Tod erfolgte etwa 95 Tage nach der Vergiftung.

Die Größe der Zerfallshöhle beträgt auf mikroskopischen Präparaten 4 : 18 mm. In der Umgebung der Höhle bemerkt man eine starke Hyperämie. An ihrem Rande liegen einige kleinere Gefäße, die Einlagerungen von körnigen dunkelblauen Elementen in die Media und eine geringe Wucherung der Intima gegen das Lumen zu erkennen lassen. Ebenso weist das Endothel einiger Capillaren ähnliche Einlagerungen auf. In der weiteren Umgebung zeigen die Gefäße eine leichte Wucherung der Intima, ferner ein Spärlichwerden und Aufsplittern der elastischen Fasern. An einigen Stellen sind diese auch zerrissen, ebenso bemerkt man an manchen Gefäßen eine kleinzellige Infiltration. Dazu tritt noch eine teilweise Verfettung der Media. Auch die Intima zeigt vereinzelte Fettkugeln. Diese Verfettung hat jedoch die unmittelbar am Rande befindlichen Gefäße in wesentlich stärkerem Maße ergriffen. Dasselbe Verhalten läßt sich auch an den Capillaren erkennen.

Am Rande bemerkt man noch eine schmale, an manchen Stellen von gesundem Nervengewebe unterbrochene Zone, in der Körnchenzellen, große und kleine Fetttropfen, und strukturlose Reste von Nervenelementen liegen. Dieses Gebiet läßt eine ziemlich scharfe Grenze erkennen. In ihm befinden sich auch noch Gefäßreste. Man erkannt sie nur noch an ihrer Form, sie sind vollständig in eine dunkelblaue Masse verwandelt, in der man keine Einzelheiten mehr feststellen kann. Auch über das vom Rand weiter entfernt liegende Gebiet sind Körnchenzellen verstreut. Auf den Präparaten läßt sich ferner nachweisen, daß auch Teile der inneren Kapsel geschädigt bzw. zerstört sind.

Das Rückenmark zeigt hier folgendes Bild: Im allgemeinen bemerkt man zunächst eine starke Blutfülle; diese nimmt jedoch mit dem Kleinerwerden der Gefäße ab. Blutungen sind nicht erkennbar. An den gesamten Gefäßen sieht man eine leichte Verfettung, die teils in größeren, teils in Gestalt von kleinen Fetttropfen auftritt. Und zwar zeigt die Intima im allgemeinen eine stärkere Verfettung als die Media. Die Capillaren sind sehr unregelmäßig befallen. Manchmal erkennt man an den größeren Gefäßen eine leichte Intimaproliferation. Körnchenzellen scheinen auch hier leicht vermehrt. Die Ganglienzellen erweisen sich auch als geschädigt, indessen lange nicht in dem Maße wie in den vorhergehenden Fällen. Manche zeigen eine leichte Verfettung, andere dagegen sind vollständig erhalten. Dies erkennt man auch besonders auf Hämotoxilin-Eosin und Weigert-Präparaten. Man kann von diesem Fall sagen, daß er die geringsten Schädigungen aufweist. An den Markscheiden besteht vielleicht eine geringere Quellung, sonst sind an ihnen keine Veränderungen erkennbar. Eine Degeneration irgendwelcher Rückenmarksbahnen findet sich nicht.

Die vorliegenden mikroskopischen Befunde lassen den Schluß zu, daß es wohl hauptsächlich die Gefäßerkrankungen sind, welche die Schädigung des Gehirns hervorrufen. Allerdings werden wohl zunächst, wie bereits oben ausführlich dargelegt, die Nervenelemente betroffen. Daß diese sich dann aber nicht wieder erholen können, liegt an der nachfolgenden Schädigung der Gefäße, durch die eine geregelte Blutzufuhr unmöglich gemacht wird. Man kann ja auch das stufenweise Fortschreiten der Schädigung an den vorliegenden Fällen, die nach der Dauer der Zeit geordnet sind, welche sie nach der Vergiftung noch gelebt haben, ganz deutlich feststellen. Je länger dieser Zwischenraum ist, um so ausgesprochener ist das Sektions- und mikroskopische Bild. Diese Gehirn- und Gefäßveränderungen lassen vermuten, daß das CO ein spezifisches Nerven- und Gefäßgift ist, und zwar scheint es besonders auf die Gefäße des Gehirns im Bereich des mittleren Linsenkernes zu zu wirken. Die Gründe hierzu sind ja schon ausführlich auseinander gesetzt. Nun kommt dazu, daß bei schweren arteriosklerotischen Veränderungen häufig Erweichungen in diesem Gehirngebiet getroffen werden, die man infolge des Fehlens anderer schädigender Einflüsse der Arteriosklerose zur Last legen muß. Natürlich wird auch der schon an und für sich entwicklungsgeschichtlich bedingte ungünstige Verlauf dieser Gefäße eine gewisse Rolle spielen. Hier sind also schon zwei Noxen vorhanden, welche durch eine hinzutretende dritte erheblich in ihrer Wirkung gesteigert werden können. Das sieht man auch hier. Die Arteriosklerose hat den Boden für das Wirken des CO gut vorbereitet. Alle Fälle nämlich, die Gefäßveränderungen schon makroskopisch aufweisen, zeigen auf dem mikroskopischen Schnitt eine viel stärkere Veränderung ihrer Gefäße als die anderen Fälle. (Fall 6, 7, 10, 12). Auch bei einer verhältnismäßig noch jugendlichen Person (Fall 9), die schon eine, wohl durch dauernde Schnapseinverleibung verursachte relativ erhebliche Arteriosklerose hatte, lassen sich im Verhältnis zu den anderen jugendlichen Personen die viel schwereren Gefäßveränderungen nachweisen.

Eine Ausnahme macht Fall 8, insofern, als bei ihm nicht die Blutungen im mittleren Teil des Linsenkernes, sondern in der inneren Kapsel erfolgt sind. Das liegt wahrscheinlich an einem vom Normalen abweichenden Gefäßverlauf.

Daß bei Fall 12 im Verlauf der Erkrankung auch ein Teil der inneren Kapsel in Mitleidenschaft gezogen wurde (Paraplegie beider Beine, die sich später langsam zu bessern schien), ist nicht weiter auffällig, denn Kolisko[1]) hat ja angegeben, daß die Gefäße, die den mittleren Linsenkernabschnitt versorgen, auch einen Teil der inneren Kapsel mit übernehmen.

Die in einigen Fällen auftretende Encephalitis haemorrhagica (Fall 5, 7, 8), wird wahrscheinlich erstens auf die durch das CO erheblich gesteigerte Blutzufuhr zurückzuführen sein, die die Gefäße zum Zerreißen bringt, und zweitens auf die CO-Wirkung auf die Gefäßwände selbst, welche das Blut per Diapedesin austreten läßt.

In zwei Fällen (6, 11,) waren neben dem großen Herd noch zwei bzw. ein kleinerer Herd dicht in der Nähe vorhanden, und zwar befand sich jedesmal in der Mitte dieses kleineren Herdes ein schwer geschädigtes Gefäß, so daß wohl folgende Annahme über das Zustandekommen der großen Erweichungsherde gerechtfertigt erscheint. Mehrere Gefäße werden geschädigt, so daß sie ihren Bezirk nicht mehr mit Blut versorgen können. Infolgedessen stirbt dieser ab und erweicht. Liegen nun mehrere geschädigte Gefäße dicht beisammen, so werden nach einer bestimmten Zeit diese verschiedenen kleinen Herde in einen großen Herd zusammenfließen.

Die Untersuchungsergebnisse an den Nieren decken sich mit den

---

[1]) **81**, S. 191 ff.

Befunden von Ascarelli[1]), und Connio[2]). Ebenso scheint nach dem kurzen Referat über die Arbeit Herzogs[3]) zu urteilen, auch hier eine gewisse Übereinstimmung in seinen Ergebnissen zu bestehen.

Technik.

Die 3—5 mm dicken Stücke wurden in 4% Formalin gehärtet und dann z. T. 3—4 Wochen in Müllerscher Flüssigkeit chromiert. Sämtliche Stücke wurden in Paraffin bzw. in Gelatine eingebettet.

Die Gelatineeinbettung verläuft folgendermaßen: 25 Teile Gelatine werden in 75 Teilen 1 proz. Carbolwassers gelöst. In dieser Lösung bleiben die Stücke 24 Stunden bei 40—45°. Dann läßt man die Gelatine rasch erstarren, schneidet die Stücke aus und härtet sie 24 Stunden in 10 proz. Formalin. Danach sind sie schnittfertig und können auf dem Gefriermikrotom geschnitten werden. Aufbewahrt werden die Stücke in 4 proz. Formalin.

Mit dieser Einbettungsmethode kann man dieselben Färbungen wie an Gefrierschnitten ausführen. Die Methode ist den Gefrierschnitten insofern überlegen, als fast gar keine feinen Teile ausfallen. Gefäße, Erweichungsherde usw. . . . . Die Aufbewahrung der Schnitte erfolgt in Gelatine-Glycerin.

Von Färbungen wurden Hämatoxilin-Eosin, Sudan, van Giesson, Elastin und die Weigertsche bzw. Bendasche Markscheidenfärbung angewandt.

Zusammenfassung.

Auf Grund der vorliegenden Ergebnisse komme ich zu dem Schluß, daß die Erweichungen und Gefäßveränderungen im mittleren Teil des Linsenkernes für eine erfolgte CO-Vergiftung typisch sind. Im allgemeinen wird wohl der mittlere Teil des Linsenkernes fast ausschließlich befallen werden. Die Ausnahme im Fall 8 läßt sich durch einen andersartigen Verlauf der Gefäße erklären.

Die Verfettung der Ganglienzellen erkennt man bereits nach 24 Stunden. Ebenso sind leichte Blutungen aus kleineren Gefäßen in den perivasculären Lymphraum auszumachen. Nach 2 Tagen sind die Veränderungen in den Linsenkernen bereits derartig, daß man symmetrisch gelegene Erweichungsherde auffindet. Sie sind jedoch noch nicht scharf gegen die Umgehung abgesetzt. Das erfolgt etwa am 4.—5. Tage Ein typisches Beispiel dafür bietet Fall 10, bei dem die Vergiftung allerdings 14 Tage zurückliegt. Auf mikroskopischen Präparaten sieht man in allen Fällen eine starke Hyperämie im Erweichungsherd und seiner Umgebung. Die nervösen Elemente zeigen schon in Fall 2 schwere

---

[1]) 1a, S. 256.
[2]) 23.
[3]) 67 b, S. 558.

Schädigungen, während die Gefäße hyaline Degeneration und leichte Verfettung erkennen lassen. Diese Schädigungen werden in den folgenden Fällen immer deutlicher. Von nervösen Elementen ist dann fast nichts mehr wahrzunehmen; die Gefäße beginnen von der Media aus zu verkalken. Schließlich kommt es so weit, daß man überhaupt nur drei blaue Ringe sieht, welche die früheren Gefäßwände ersetzt haben. Dazu treten noch zahlreiche Blutungen. Bei den Veränderungen der Gefäße spielt die Arteriosklerose, die fast in allen Fällen aufzufinden war, eine große Rolle. Man kann deutlich bemerken, daß dort, wo vorher keine oder nur ganz geringe Arteriosklerose vorhanden war, auch die Gefäße nicht in dem Maße geschädigt sind.

Da die nervösen Elemente im allgemeinen eine stärkere Verfettung aufweisen als die Gefäße, so möchte ich annehmen, daß zunächst die Nervenelemente geschädigt werden, und daß im späteren Verlauf die Verkalkung der Gefäße erfolgt, die ihrerseits wieder die weitere Schädigung der verfetteten Ganglienzellen nach sich zieht, so daß dann infolge des Versagens des Kreislaufes zunächst mehrere kleinere Erweichungsherde entstehen, die im weiteren Verlauf zu einem großen Herde zusammenfließen.

Am Schlusse der Arbeit ist es mir eine angenehme Pflicht, meinem hochverehrten Chef, Herrn Geh.-Rat Schmorl, für die Überlassung des Materials und die stets hilfsbereite Unterstützung bei der Abfassung der Arbeit zu danken. Herrn Prof. Mönckeberg Tübingen, spreche ich meinen verbindlichsten Dank für die liebenswürdige Überlassung des einen Sektionsprotokolls — Fall 1 — aus, ebenso Herrn Prof. Stieve, Halle, für die Vermittlung einiger Literaturangaben über die Blutversorgung des Gehirns[1]).

Literatur.

[1]) Ackermann, Untersuchung über den Einfluß der Erstickung auf die Menge des Blutes im Gehirn und in den Lungen. Virchows Archiv 15. — [1a]) Ascarelli, Die histologischen Verletzungen in den Kohlenoxydvergiftungen. Friedrichs Blätter f. gerichtl. Med. 1905. — [2]) Aschoff, Lehrbuch der pathologischen Anatomie 1919. — [3]) Baas, Über eine Ophthalmia hepatica. Arch. f. vergl. Ophthalmol. 1894, ref. nach Schmidts Jahresbericht. — [4]) Becker, Über Nachkrankheiten der Kohlenoxydgasvergiftung. Dtsch. med. Wochenschr. 1889, H. 27. — [5]) Becker, Zur Lehre der nervösen Nachkrankheiten der Kohlenoxydvergiftung. Dtsch. med. Wochenschr. 1893, H. 27. — [6]) Becker, Die Kohlenoxydgasvergiftung und die zu ihrer Verhütung geeigneten sanitätspolizeilichen Maßregeln. — [6a]) Breitung, Psychosen nach CO-Vergiftung. Inaug.-Diss. Jena 1919. — [7]) Blackburn, I., W., On the median anterior cerebral Artery as found among the Insane. Journal comp. Neurol. and Psychol. 1911, Vol. 20. — [8]) Bloch, Ein zur Heilung gekommener Fall von Kohlenoxydgasvergiftung mit anschließen-

---

[1]) N. S. Lewin, Die Kohlenoxydvergiftung, Berlin 1920, J. Springer, konnte nicht mehr berücksichtigt werden.

der psychischer Störung. Fortschr. d. Med. 1902, S. 25. — [9] Boni, Sulla alterazioni degli elementi nervosi nell'avellemento par ossido di carbonio e idrogene sulforato. Riv. med.; legale 1897; ref. nach Zentralbl. f. allg. Pathol. u. pathol. Anat. 1899, S. 879. — [10] v. Borzyszkowsky, Die chronische CO-Vergiftung. Inaug.-Diss. Greifswald 1877. — [11] Boulloche, Des paralysies consécutives à l'un poisonnement par la vapeur de charbon. Arch. de neurol. Tome 20, S. 212. — [12] Bourdon, zit. nach Trénel. — [13] Broadbent, Notes on a case of Coalgas poisoning. Brit. med. journ. 1893. — [14] Bruns, Artikel Rückenmarksentzündung in Eulenbergs Realenzyklopädie. — [15] Bücklers, Zur Kenntnis der primären hämorrhagischen Encephalitis. Arch. f. Psychiatr. u. Nervenkrankh. 24. 1892. — [16] Cassierer, Ein Fall von progressiver Lenticulardegeneration. Neurol. Centralbl. 1903, H. 20. — [17] Cayet, Ein Fall von Leuchtgasvergiftung mit meningitischen Symptomen. Inaug.-Diss. Straßburg 1910. — [18] Charcot und Bouchard, Nouvelles recherches sur la pathogénie de l'hémorrhagie cérébrale. Arch. de physiol. norm. et path. 1860. — [19] Charkot, Über die Lokalisation der Gehirnkrankheiten. Stuttgart 1878/81. — [20] Chiari, Hirnblutung und Erweichung bei CO-Vergiftung. Straßburger med. Ztg. 1909, H. 7. — [21] Chlumsky, Tod in Kohlenoxyd und Tod durch Kohlenoxyd. Vierteljahrsschr. f. gerichtl. Med. 1893. — [22] Collins and Harrison, Disease of the Primary Motor Neurone causing the Clinical Picture of Acute Anterior Polio myelitis: The Result of Poisoning by Cyanid of Potassium. Journ. of nerv and ment. dis. 1908. — [23] Connio, Contributo allo studio lesioni renali nell'avellemento da ossido di carbonio. Bollet. della r. Academ. med. di Genova Anno 21, Nr. 4 u. 5; ref. nach Virchows Jahresbericht. — [24] Cramer, Anatomischer Befund im Gehirn bei einer CO-Vergiftung. Zentralbl. f. allg. Pathol. u. pathol. Anat. 2. 1891. — [25] Dana, The functions of the corpora striata with a suggestion as to a clinical method of studying them. Journ. of nerv. and ment. dis. 1908, S. 65. — [26] Dittrich, Handbuch der ärztlichen Sachverständigentätigkeit 11. 1910. — [27] Dresser, Toxikologie des Kohlenoxyds. Arch. f. exp. Pathol. u. Pharmakol. 29. 1891. — [28] Drummond, A case of cirrhosis of the liver with cerebral symptomes. Ref. nach Schmidts Jahresbericht 1, 240. 1888. — [29] Duret, Récherches anatomiques sur la circulation de l'Encéphale. Arch. de physiol. norm. et path. 1874. — [30] Duret, Le cerveau des mammifères des singes et des hommes. Paris 1901. — [31] Edinger, Zwölf Vorlesungen über den Bau der nervösen Zentralorgane. Leipzig 1889. — [32] Edinger, dasselbe, spätere Auflagen. — [33] Ehrlich, Sauerstoffbedürfnis des Organismus, Berlin 1885. — [34] Falk, Über einen Fall von CO-Vergiftung. Vjschr. f. gerichtl. Med. u. San. 1884, S. 285. — [35] Federschmidt, Ein Fall von Phosphorvergiftung. Münch. med. Wochenschr. 1906, Nr. 42. — [36] Finkenstein, Dementia acuta infolge von Gaz-pauvre-Vergiftung. Jahrb. f. Psych. 1896. — [37] Franceschi, Sul meccanismo patogenetico del riso del pianto spastico e sulla funzioni motoria del nucleo lenticulare. Riv. di Patologica nervosa e mentale 1905. — [38] Friedberg, Die Vergiftung durch Kohlendunst, Berlin 1866. — [39] Friedenwald, Hemiopia following by poisoning by illuminating gaz with report of a case. Arch. of ophthalmol.; ref. nach Mendel Jacobs Jahrb. 1900, S. 339. — [40] Friedmann, Studien zur pathologischen Anatomie der akuten Encephalitis. Arch. f. Psych. 21, 461 ff. u. 836 ff. 1890. — [41] Friedmann, Zur Lehre, insbesondere zur pathologischen Anatomie der nicht eitrigen Encephalitis. Dtsch. Zeitschr. f. Nervenheilk. 14, 93. — [42] Fuller and Browning, Pseudobulbar-Paralysis; Bilateral Apoplexia of the Lenticular Nuclei. Med. rec. 1884, S. 487. — [43] Fürstner, Phosphorvergiftung und Hirnhämorrhagie. Centralbl. f. med. Wissensch. 1876. S. 830. — [44] Geppert, Kohlenoxydvergiftung und Erstickung. Dtsch. med. Wochenschr. 1892, H. 19. — [45] Gnauck, Kasuistische Mitteilungen. Charité-Annalen 1883. — [46] Goldstein, Beitrag zur Anatomie und funktionellen Bedeutung der Arterien des Gehirns. Zeitschr. f. d. ges. Neurol. u. Psychol. **26**, H. 4. 1914. — [47] Gross, Beiträge zur Kasuistik der CO-Vergiftung. Inaug.-Diss. Berlin 1886. — [48] Gruber und Werner, Zur Frage der Unterbindung der Carotis und ihrer Folgen aufs Hirn. Dtsch. med. Wochenschr. 1919, Nr. 42. — [49] Hammer, Ein Fall von Phosphorvergiftung mit selten rasch letalem Ausgang. Prag. med. Wochenschr. 1889, Nr. 8. — [50] Harbitz, Über Kohlenoxydgasvergiftung im Motorboot. Vjschr. f. ger. Med. **54**, H. 1. — [51] Harnack, Über die Vorgänge der Zelldegeneration, der Entzündung und Neubildung bei den verschiedenen Arten der Phosphorvergiftung. Münch. med. Wochenschr. 1909, Nr. 9. — [52] Hebold, Welche Erscheinungen machen Herderkrankungen im Putamen des Linsenkernes? Arch. f. Psych. **23**. 1892. — [53] Hedvén, Nordiski medisiski arkiv 1902, Abtl. 1, Nr. 20; ref. nach Münch. med. Wochenschr. 1903, S. 750. — [54] Hedvén, zit. nach Kobert. — [55] Henning, Über seltenere Formen der akuten, nicht eitrigen Encephalitis. Arch. f. Psych. **53**, H. 2. 1914. — [56] Henrici, Degeneration of the Nucleus Lentiformis and Cirrhosis of the Liver. Lancet 1913. — [56a] Herlitz, Inaug.-Diss. Breslau 1919. — [57] Heschl, Phosphorvergiftung mit Hirnhämorrhagie. Münch. med. Wochenschr. 1876, Nr. 20. — [58] Heubner, Die Topographie der Ernährungsgebiete der einzelnen Hirnarterien. Centralbl. f. med. Wissensch. 1872, Nr. 52. — [59] Heubner, Die luetische Erkrankung der Hirnarterien. Berlin 1874. — [60] Heubner, Luetische Erkrankungen der Hirnarterien. Prag. med. Wochenschr. **22**. — [61] Heubner, Endarteriitis bei einem $2^1/_2$jährigen Kinde. Charité-Annalen **26**. — [62] Hoffmann, Friedrich, Eines berühmten Medici gründliches Bedenken wider den tödtlichen Dampff der Holtzkohle. Halle 1716. — [63] Hoffmann und Marx, Retrograde Amnesie nach CO-Vergiftung oder epileptischer Dämmerzustand? Zeitschr. f. Medizinalbeamte 1911, Nr. 14. — [64] Hofmann - Kolisko, Lehrbuch der gerichtlichen Medizin. Wien 1919. — [65] Hoke, Über Aufnahme des Kohlenoxyds durch das Nervensystem. Arch. f. exp. Pathol. u. Ther. **5**. 1906. — [66] Homén, Eine eigentümliche Familienkrankheit unter dem Bild einer progressiven Dementia. Neurol. Centralbl. 1890, S. 514. — [67] Homén, Eine eigentümliche, bei 3 Geschwistern auftretende typische Krankheit unter der Form der progressiven Dementia. Arch. f. Psych. **24**. 1892. — [67a] Harzer, Leuchtgasvergiftung. Med. Ges. zu Leipzig, Münch. med. Wochenschr. 1920, Nr. 18, S. 529. — [67b] Herzog, Pathologische Befunde bei Leuchtgasvergiftungen. Med. Ges. zu Leipzig, Münch. med. Wochenschr. 1920, Nr. 19, S. 558. — [68] v. Jacksch, Vergiftungen in Nothnagels Spez. Ther. und Path. 1897. — [69] v. Jacksch, Über Glykosurie nach Kohlenoxydvergiftung. Prag. med. Wochenschr. 1882. — [70] de Josselin de Jong, Nederlandsch Tijdschr. v. Geneesk. **2**, Nr. 6. 1913; ref. nach Münch. med. Wochenschr. 1913, Nr. 38. Über diffuse Gehirnveränderung nach Lebercirrhose. — [71] Kahler, Erfahrungen über Glykosurie bei Kohlenoxydvergiftungen. Prag. med. Wochenschr. 1881, Nr. 48 u. 49. — [72] Kayser, Taubheit nach Kohlenoxydgasvergiftung. Münch. med. Wochenschr. 1893, Nr. 41. — [73] Kirchhoffer, Über Vergiftung mit Leuchtgas. Herisau 1868. — [74] Kissinger, Schwere Blutungen in das Gehirn nach Einatmen von Kohlendunst. Monatsschr. f. Unfallheilk. 1908, Nr. 9. — [75] Klebs, Über Kohlenoxydvergiftung. Berl. klin. Wochenschr. 1864, Nr. 8. — [76] Klebs, Über die Wirkungen des CO auf den tierischen Organismus. Virchows Archiv **32**, S. 450. — [77] Knapp, Ein Fall von Parese der Augenmuskeln durch Kohlenoxydvergiftung. Arch. f. Augenheilk. **9**, 229. 1880; zit. nach Sibelius. — [78] Knecht, Zur Kenntnis der Erkrankungen des Nervensystems nach Kohlenoxydvergiftungen. Dtsch. med. Wochenschr. 1904, Nr. 35. — [79] Kobert, Lehrbuch der Intoxikationen **2**. 1910. — [80]) **Koch**, Zur Encephalomalacie nach Kohlenoxydvergiftung. Inaug.-Diss. Greifswald 1892. — [81]) **Kolisko**, Beiträge zur Kenntnis der Blutversorgung der Großhirnganglien. Wien. klin. Wochenschr. 1893, Nr. 11. — [82]) **Kolisko**, Die symmetrische Encephalomalacie in den Linsenkernen und CO-Vergiftung. Beiträge zur gerichtl. Medizin **2**, 1. 1914. — [83]) **Kownalki**, Über Veränderungen in den Geweben des Zentralnervensystems infolge akuter und chronischer Cocainvergiftung. Inaug.-Diss. Dorpat 1894. — [84]) **Kubitz** und **Stämmler**, Über die Leberveränderung bei Pseudosklerose Westphal-Strümpell und progressiver Linsenkerndegeneration Wilson. Beitr. z. pathol. Anat. u. z. allg. Pathol. **60**, H. 1; ref. nach Berl. klin. Wochenschr. — [85]) **Laborde**, zit. nach **Trénel**. — [86]) **Lancereaux**, ref. nach **Boulloche**. — [87]) **Lesser**, Atlas der gerichtlichen Medizin, Berlin 1884, I Bd., S. 144. — [88]) **Lewy**, Pathologische Befunde bei Paralysis agitans. Ref. Münch. med. Wochenschr. 1909, Nr. 7. Jahresversammlung der Gesellschaft deutscher Nervenärzte. — [89]) **Licen**, Über nicht eitrige hämorrhagische Encephalitis. Zeitschr. f. d. ges. Neurol. u. Psychiatr. **42**, H. 1 u. 2. 1918. — [90]) **Liebmann**, Ein Fall von Herzmuskelentzündung nach Leuchtgasvergiftung. Dtsch. med. Wochenschr. 1919, Nr. 43. — [91]) **Litten**, Ein seltener Fall von Kohlenoxydvergiftung. Dtsch. med. Wochenschr. 1889, Nr. 5. — [92]) **Llopart**, Erfahrungen über Vergiftungen durch nitrose Gase. Zürich 1911. — [93]) **Lochte**, Ein Fall von sensorischer Aphasie und doppelseitiger homonymer Hemianopsie nach Kohlendunstvergiftung. Münch. med. Wochenschr. 1906, Nr. 33, S. 1611. — [94]) **Löwy**, Symmetrische Erweichungsherde beider Hemisphären im Kopf des Nucleus caudatus und im äußeren Glied des Linsenkerns mit Muskelrigidität. Dtsch. med. Zeitschr. **24**. 1903. — [95]) **Lüssem**, Experimentelle Studien über die Vergiftung mit CO-Methan und Aethan. Inaug.-Diss. Berlin 1885. — [96]) **Malagussi-Valeri**, Del Arterie meningeae occipitale. Monitore Zool. Ital. 1914. — [97]) **Mayer**, Neuritis ascendens traumatica und Myositis bei Leuchtgasvergiftung. Münch. med. Wochenschr. 1908, Nr. 17. — [98]) **Meyer, Lothar**, De sanguine oxydo carbonico infecto. Inaug. Diss. Breslau 1858. — [99]) **Mills** and **Spiller**, The Symptomatology of lesions of the Lenticular Zone, with some Discussion of the Pathology of Aphasia. Univ. of Penn. Contrib. from the Depart of Neurol. 1907, Vol. III. — [100]) **Mingazzini**, Sulla sintomatologica della lesioni del nucleo lenticulare. Riv. sperim. di Freniatria 1901, S. 489; 1902, S. 317. — [101]) **Mingazzini**, Das Linsenkernsyndrom. Zeitschr. f. d. ges. Neurol. u. Psychiatr. **8**, H. 1. 1911. — [102]) **Moriyasa**. Zur pathologischen Anatomie der Paralysis agitans. Arch. f. Psych. u. Nervenheilk. **44**, H. 2. 1908. — [103]) **Müller**, Über CO-Vergiftung. Naturw.-med. Gesellsch. Jena; ref. nach Berl. klin. Wochenschr. 1911. — [104]) **Naef**, Klinisches über die endemische Encephalitis. Münch. med. Wochenschr. 1919, H. 36. — [105]) **Naka**, Zur pathologischen Anatomie der Paralysis agitans. Arch. f. Psych. u. Nervenheilk. **41**, H. 3. 1906. — [106]) **Oberndorfer**, Über die Encephalitis lethargica und ihre Pathologie. Münch. med. Wochenschr. 1919, Nr. 36. — [107]) **Oppenheim**, Die Encephalitis und der Gehirnabsceß. Nothnagels spez. Ther. u. Pathol. Wien 1897. — [108]) **Orth s. Fürstner**. — [109]) **Orton, S., A.**, A note on the Circulation of the Corn Ammonies. Anat. Record **8**. 1914. — [110]) **Panski**, Ein Fall von akuter disseminierter Myelitis oder Encephalitis nach Kohlenoxydgasvergiftung mit Übergang in Heilung. Neurol. Centralbl. 1902. — [111]) **Piazza**, Contribution clinique et anatomopathologique aux lésions du noyau lenticulaire. Riv. di Patologica nervosa e mentale **11**, 73. 1906. — [112]) **Pisenti**, Rammollimento simmetrico del talami ottici. Acad. med. chir. di Perugia V. 1892; ref. nach Centralbl. f. Neurol. 1894. — [113]) **Poelchen**, Gehirnerweichung nach Vergiftung durch Kohlendunst. Berl. klin. Wochenschr. 1882, H. 26. — [114]) **Poelchen**, Zur Ätiologie der Gehirnerweichung nach Kohlendunstvergiftung. Virchows Archiv **112**. — [115]) Pokrowsky, Über die Vergiftung mit Kohlenoxyd. Virchows Archiv **30**. — [116]) Posselt, Ein Fall von Kohlendunstvergiftung. Wien. klin. Wochenschr. 1893, S. 377 u. 399. — [117]) Quensel, Psychose durch Kohlenoxydvergiftung. Med. Klin. 1912, Nr. 11. —[118]) Quensel, Melancholie nach Kohlenoxydvergiftung. Ärztl. Sachverst.-Zeit. 1912, Nr. 15. — [119]) Rauber - Kopsch, Lehrbuch der Anatomie des Menschen Bd. V, S. 163. — [120]) Reichel, Zur Pathologie der Erkrankung des Streifenhügels und Linsenkernes. Wiener med. Presse 1898. — [121]) Rheni and Potts, Post-apoplectic Tremor: Symmetrical Areas of Softening in both Lenticular Nuclei and External Capsules. Journ. of nervous and mental diseases 1907. — [122]) Richter, Kohlenoxydvergiftung durch Resorption von der Leibeshöhle aus. Dtsch. med. Wochenschr. 1895, Nr. 32. — [123]) Rochelt, Zur Kenntnis der Leuchtgasvergiftungen. Wiener med. Presse 1875, H. 49. — [124]) v. Rokitansky, Poliomyelitis nach Vergiftung mit Kohlendunst. Wiener med. Presse 1889, H. 52. — [125]) Rosenblath, Zur Pathologie der Encephalitis acuta. Dtsch. Zeitschr. f. Nervenheilk. **50**. — [126]) Rotky, Ein Fall von akuter Phosphorvergiftung mit Hirnhämorrhagie. Prag. med. Wochenschr. 1906, Nr. 13. — [127]) Royal society of Medicine. Demonstration einer Phosphorvergiftung. Ref. nach Berl. klin. Wochenschr. 1904, Nr. 43. — [128]) Runeberg, zit. nach Kobert. — [129]) Sachs, Die Kohlenoxydvergiftung. Braunschweig 1900. — [130]) Sawyer, A case of progressive lenticular degeneration. Brain **35** (III); ref. nach Neurol. Centralbl. 1902. — [131]) Schaefer, Kohlenoxydvergiftung durch einen Gasbadeofen. Vjschr. f. gerichtl. Med. 1902. — [132]) Schäffer, Vereinsbericht. Dtsch. med. Wochenschr. S. 200, V. 1903. — [133]) Schäffer, Beiträge zur pathologischen Anatomie der Kohlenoxydvergiftung. Klin.-therapeut. Wochenschr. 1904, Nr. 43. — [134]) Scheiding, Leuchtgasvergiftung und Fermentintoxikation. Inaug.-Diss. Erlangen 1888. — [135]) Scheven, Ein eigenartiger Fall von Kohlenoxydgasvergiftung. Dtsch. med. Wochenschr. 1904. — [136]) Schmidt, Akute primäre hämorrhagische Encephalitis. Dtsch. med. Wochenschr. 1892, Nr. 32. — [137]) Schmidtmann, Lehrbuch der gerichtlichen Medizin, Berlin 1905, 8. Aufl. Bd. I, S. 873. — [138]) Schütte, Ein Fall von gleichzeitiger Erkrankung des Gehirns und der Leber. Arch. f. Psychiatr. u. Nervenkrankh. **51**, H. 1. — [138]a) Schütte, Inaug.-Diss. Würzburg 1919. — [139]) Schwabe, Ein Fall von multipler Neuritis nach Kohlenoxydgasvergiftung mit Beteiligung der Sehnerven. Fortschr. d. Med. 1902, S. 637. — [140]) Schwerin, Über nervöse Nachkrankheiten der Kohlendunstvergiftung. Berl. klin. Wochenschr. 1891, H. 5. — [141]) Shimamura, Über die Blutversorgung der Pons- und Hirnschenkelgegend, insbesondere des Oculomotoriuskernes. Neurol. Centralbl. 1894, Nr. 1. — [142]) Sibelilus, Zur Kenntnis der Gehirnerkrankungen nach Kohlenoxydvergiftung. Zeitschr. f. klin. Med. **49**. 1902. — [143]) Siebenhaar und Lehmann, Die Kohlendunstvergiftung. Dresden 1858. — [144]) Simon, Über Encephalomalacie nach Kohlendunstvergiftung. Arch. f. Psych. **1**. — [145]) Söldner, Zur Pathogenese der Kohlenoxydlähmungen. Jahrb. f. Psych. **22**. 1902. — [146]) Spalteholz, Anatomischer Atlas Bd. III. — [147]) Stöcker, Ein Fall von fortschreitender Linsenkerndegeneration. Zeitschr. f. d. ges. Neurol. u. Psych. 1914, H. 3. — [148]) Stoermer, Über die Kohlenoxydgasvergiftung vom medizinal- und sanitätspolizeilichem Standpunkt. Vjschr. f. gerichtl. Med. 1895. — [148 a]) Stolper, Die Kohlendunstvergiftung in gerichtlich-medizinischer Hinsicht. Zeitschr. f. Medizinalbeamte 1897. — [149]) Strassmann, Kohlenoxydvergiftung und Verbrechen. Berl. klin. Wochenschr. 1918, H. 1. — [150]) Strassmann, Zur Kohlenoxydvergiftung. Berl. klin. Wochenschr. 1904, H. 48. — [151]) Strümpell, Spezielle Pathologie und Therapie. Leipzig 1918. — [152]) Strusberg, Tabesähnliche Erscheinungen nach Kohlenoxydvergiftung. Dtsch. med. Wochenschr. 1913, Nr. 30,

S. 1184. — [153] Thomsen, Akute Dementia nach Kohlenoxydvergiftung. Berl. klin. Wochenschr. 1888., Nr. 33, S. 675. — [154] Trénel, De quelques symptômes consécutives à l'intoxication aigue par l'oxyd du carbon. Gaz. hebdom. des sciences méd. de Bordeaux 1895. — [155] Tüngel, Eine rasche tödliche Phosphorvergiftung. Virchows Archiv 30. — [156] Ulsamer, Inaug.-Diss. Erlangen 1918. — [156a] Villiger, Gehirn und Rückenmark. Leipzig 1912. — [157] Vogt, Quelques considérations générales à propos du syndrome du corps strié. Journ. f. Psychol. u. Neurol. 18, Erg.-Heft 4. 1911. — [158] Voss, Über Tetanie bei Kohlendunstvergiftung. Dtsch. med. Wochenschr. 1892, Nr. 40. — [159] Wachholz, Selbstmord durch Kohlendunstvergiftung. Vjschr. f. gerichtl. Med. 1906, S. 230. — [160] Wachholz, Zur Kohlenoxydvergiftung. Vjschr. f. gerichtl. Med. 31. — [161] Wahneau, Kohlenoxydvergiftungen durch Gasbadeöfen. Vjschr. f. gerichtl. Med. 1902. — [162] Wegner, Der Einfluß des Phosphors auf den Organismus. Virchows Archiv 55. — [163] Welsch, Archiv de pharmacodynamie. Die Pathologie der anatomischen Veränderungen, während der akuten Phosphorvergiftung. Ref. nach Hirsch, Virchows Jahrbericht. — [164] Westphal, Beitrag zur Lehre von der Pseudosklerose. Arch. f. Psychiatr. u. Nervenkrankh. 1908, H. 1. — [165] Wilson, Progressive Lenticular-Degeneration. Lancet 1912. — [166] Wilson, Progressive Lenticular Degeneration. Brain Vol. 24. — [167] Yokoyama, Über eine eigenartige Form knotiger Hyperplasie der Leber, kombiniert mit Gehirnveränderungen. Virchows Archiv 211, S. 305. — [168] Zappert, Progressive Linsenkerndegeneration (Wilson). Dtsch. med. Wochenschr. 32, S. 194. — [169] Zieler, Über Nacherkrankungen der Leuchtgasvergiftung, besonders Leptomeningitis serosa. Inaug.-Diss. Halle 1897. — [170] v. Ziemssen, Die Elektrizität in der Medizin. 1864, 2. Aufl. — [171] v. Ziemssen, Handbuch der speziellen Pathologie und Therapie 11 (I), S. 738. — [172] Ziesler, CO-Vergiftung und Diabetes mellitus. Monatsschr. f. Unfallheilk. 1908, Nr. 9. — [173] Zondek, Herzbefunde bei Leuchtgasvergifteten. Dtsch. med. Wochenschr. 1919, Nr. 25, S. 678.

Verlag von Julius Springer in Berlin W 9

Monographien aus dem Gesamtgebiete der Neurologie und Psychiatrie

Herausgegeben von
O. Foerster-Breslau und **K. Wilmanns**-Heidelberg

Die Bezieher des „Zentralblatt für die gesamte Neurologie und Psychiatrie" sowie die der „Zeitschrift für die gesamte Neurologie und Psychiatrie" erhalten sämtliche Hefte zu einem ermäßigten **Vorzugspreis,** der gesondert aufgeführt ist.

Soeben erschien: **Heft 26:**

Studien über Vererbung und Entstehung geistiger Störungen

Herausgegeben von Ernst Rüdin - München

II. Die Nachkommenschaft bei endogenen Psychosen
Genealogisch-charakterologische Untersuchungen

Von Dr. **Hermann Hoffmann**
Ass.-Arzt der Universitätsklinik für Gemüts- und Nervenkrankheiten in Tübingen

Mit 43 Textabbildungen. (VI, 234 S.) Preis M. 136.—; Vorzugspreis M. 116.—

Soeben erschien: **Heft 25:**

Die klinische Neuorientierung zum Hysterieproblem unter dem Einflusse der Kriegserfahrungen

Von Dr. med. **Karl Pönitz**
Privatdozent und Oberarzt der psychiatrischen und Nervenklinik Halle

(VI, 72 S.) Preis M. 28.—; Vorzugspreis M. 24.—

Soeben erschien: **Heft 24:**

Die gemeingefährlichen Geisteskranken im Strafrecht, im Strafvollzuge und in der Irrenpflege

Ein Beitrag zur Reform der Strafgesetzgebung, des Strafvollzuges und der Irrenfürsorge

Von Dr. **Peter Rixen**
Nervenarzt in Brieg

(VI, 140 S.) Preis M. 48.—; Vorzugspreis M. 42.—

Zu beziehen durch jede Buchhandlung